dtv

Mit jedem neugeborenen Kind kommt auch eine Geschichte zur Welt – eine Geburtsgeschichte, so individuell wie das Erlebte selbst und seine Erzählerin, zugleich so universell wie jede tiefgreifende menschliche Erfahrung. Sibylle Smolka hat mit zwölf Frauen Gespräche übers Kinderkriegen geführt, auch ihre eigene Geschichte beigesteuert und so ein facettenreiches Bild von den »anderen Umständen« in einem Frauenleben entstehen lassen. So erfüllt sich etwa die 16jährige Schülerin Vera mit ihrer gewollten Schwangerschaft den sehnlichen Wunsch nach einer eigenen Familie, während die 33jährige Ärztin Brigitte bald nach der Geburt wieder zur beruflichen Tagesordnung übergehen muß. Offen und unsentimental schildern die dreizehn so unterschiedlichen Frauen ihre Lebenssituation, ihre Gedanken und Gefühle während Schwangerschaft und Geburt und auch, wie es ihnen in der Zeit danach ergangen ist. Und selbst wenn nicht immer eitel Sonnenschein herrschte – jede Geschichte hat ein Happy-End.

Sibylle Smolka, geboren 1961, studierte Literaturwissenschaft und Philosophie und war freie Mitarbeiterin bei der ›Tageszeitung‹, der ›Welt‹ und dem WDR Hörfunk. Seit 1992 ist sie als freie Fernsehjournalistin für den SFB tätig. Die Mutter zweier Kinder lebt in Berlin.

Sibylle Smolka

FRAUEN ERZÄHLEN VOM KINDERKRIEGEN

Deutscher Taschenbuch Verlag

Originalausgabe
November 2001
© Deutscher Taschenbuch Verlag GmbH & Co. KG, München
www.dtv.de
Das Werk ist urheberrechtlich geschützt.
Sämtliche, auch auszugsweise Verwertungen bleiben vorbehalten.
Umschlagkonzept: Balk & Brumshagen
Umschlagfoto: © IFA Bilderteam / IT-tpl
Satz: Design-Typo-Print GmbH, Ismaning
Gesetzt aus der Rotis 10/12,5ʼ
Druck und Bindung: Druckerei C.H. Beck, Nördlingen
Gedruckt auf säurefreiem, chlorfrei gebleichtem Papier
Printed in Germany · ISBN 3-423-36249-9

INHALT

VORWORT – 7

SIBYLLE, 36, FERNSEHJOURNALISTIN – 9

UTE, 25, RECHTSANWALTSGEHILFIN – 25

BRIGITTE, 33, ÄRZTIN – 41

CHRISTINE, 32, KRIMINALBEAMTIN – 59

SIGRID, 31, SOZIALPÄDAGOGIN – 71

HEIKE, 28, ERZIEHERIN – 85

UTA, 37, HEBAMME – 102

SUSANNE, 27, LEHRERIN – 117

IRIS, 42, BÜHNENBILDNERIN – 140

VERA, 16, SCHÜLERIN – 150

KRISTINA, 31, BANKANGESTELLTE – 161

MICHAELA, 25, KAUFMÄNNISCHE ANGESTELLTE – 177

ANNE, 28, KRANKENSCHWESTER – 191

Im Januar 1998 habe ich mein erstes Kind Louis geboren. Ich wollte alles über Schwangerschaft und Geburt wissen und habe eine Menge gelesen. Aber die meisten Bücher waren von Experten geschrieben, voll gut gemeinter Ratschläge und Belehrungen. Wie sich eine Geburt tatsächlich abspielt, was die Frauen dabei empfinden und wie es ist, wenn das Leben durch ein Baby völlig auf den Kopf gestellt wird, darüber erfuhr ich nur selten etwas.

Später lernte ich durch mein eigenes Baby viele verschiedene Mütter und ihre Geburtsgeschichten kennen. Trotz vieler Gemeinsamkeiten glich keine Geburt der anderen. Jede Frau hatte ihre eigene Art, mit diesem Erlebnis umzugehen und die neue Aufgabe als Mutter anzupacken.

Etwas von diesen vielfältigen Erfahrungen möchte ich an andere (werdende) Mütter und Väter weitergeben. Das vorliegende Buch versammelt Protokolle von Interviews, die ich im Verlauf des Jahres 2000 mit zwölf Müttern führte. Es sind Geschichten, die mir beispielhaft erscheinen, die ich besonders interessant finde oder die mich berühren. Einigen meiner Gesprächspartnerinnen bin ich zufällig begegnet, andere habe ich gezielt gesucht, weil ich zum Beispiel wissen wollte, wie eine Hausgeburt heute abläuft oder wie es ist, mit sechzehn Mutter zu werden.

Während der Arbeit an diesem Buch wurde ich erneut schwanger, im Februar 2001 wurde mein zweiter Sohn Jules geboren. Und sicher hat die intensive Beschäftigung mit diesem Thema dazu beigetragen, daß es wieder ein faszinierendes Erlebnis wurde. So wie ich es allen wünsche, die sich der nicht immer einfachen Aufgabe stellen wollen, Mutter und Vater zu werden.

Sibylle Smolka

Heute ist Freitag, der 16. Januar, der errechnete Geburtstermin meines Kindes. Ich spaziere durchs KaDeWe und prüfe die Sonderangebote. Mein Bauch stört mich nicht, er ist auch nicht besonders groß, und in meinen flachen Schuhen kann ich gut laufen. 40 Wochen habe ich mal mehr, mal weniger geduldig auf den heutigen Tag gewartet, und es kann noch zwei Wochen dauern. Jetzt bloß nicht zu Hause herumsitzen und sich langweilen. Längere Zeit sitzen kann ich sowieso nur noch auf dem Gymnastikball, laufen und ablenken ist jetzt viel besser. Ich bewege mich langsam und kontrolliert, ich weiß genau, was ich mir jetzt noch zumuten kann. Schlafanzüge, Edelstahltöpfe, Frotteehandtücher. Solche Cocktailgläser habe ich schon lange gesucht. Merken und kaufen, wenn Pierre mich am Nachmittag abholt.

In der Babyabteilung vergeht die Zeit am schnellsten. Vielleicht doch noch so einen Body mit einem Segelboot auf der Brust? Kursleiterinnen und Buchautoren haben versucht, aus mir eine aufgeklärte, vernünftige Schwangere zu machen – vergeblich. Ich werde Mutter, und da geht es nicht um Vernunft, sondern um Gefühle. Und bei Babykleidung werde ich nun mal schwach, wie Generationen werdender Mütter vor mir. Stunden habe ich damit zugebracht, meine Sammlung auszupacken und zu Sets zusammenzulegen: der rote Strampler, das weiße Jäckchen, die blaue Mütze, dazu die blauweiß gestreiften Socken. Wie wirst du nur aussehen? In Zeiten der größten Ungeduld haben mir diese Spielereien geholfen.

Heute kaufe ich nichts, ich habe schon lange alles. Mittags esse ich frische Erdbeeren mit Sahne – mitten im Januar –, ein bißchen Luxus ist jetzt genau das Richtige. Dann geht es weiter durch die Damenoberbekleidung. Schon mal nachsehen, was es so gibt für die

Zeit danach, ohne Bauch. Mich interessiert nur eng Anliegendes und Tailliertes. Ab und zu spüre ich Blicke, manche freundlich, andere vorwurfsvoll. Offenbar sieht man mir an, daß ich schon sehr bald ein Kind bekommen werde. Ich trage dich sehr bewußt und aufmerksam, und ich sorge dafür, daß es uns gut geht. Seitdem ich dich beinahe verloren hätte, kann ich nicht mehr unbeschwert schwanger sein.

Das war nach der Fruchtwasseruntersuchung im vierten Monat. Ich bin sehr vorsichtig und liege viel. Dann, nach drei Tagen, wage ich mich wieder aus dem Haus. Als der Bus über eine holperige Straße fährt, spüre ich, wie mein Kleid naß wird. Zu Hause entdecke ich rosa Flecken im Slip, ich denke sofort an Fruchtwasser. Im Krankenhaus bestätigt sich die Befürchtung: Im Ultraschall sehe ich mein sonst so agiles Baby still daliegen, fast ganz ohne Fruchtwasser. »Aber das Herz schlägt ja noch«, sagt die Ärztin. Blasensprung nach Fruchtwasseruntersuchung, das passiert sehr selten. Ich muß mich sofort hinlegen und darf noch nicht einmal zur Toilette. Meistens kommt es dann zu einer Infektion und danach zur Fehlgeburt. Das habe ich aber erst später erfahren.

Drei Tage und Nächte liege ich auf dem Rücken und bewege mich so wenig wie möglich. Ich hätte nie gedacht, daß ich das kann. Drei Tage und Nächte habe ich dir zugeredet durchzuhalten und meinen Körper dazu angetrieben, neues Fruchtwasser zu produzieren und den Riß zuwachsen zu lassen. Pierre versucht mich damit zu trösten, daß wir sonst einfach ein neues Baby machen. Aber ich will nicht irgendein Baby, ich will dich. Du bist für mich schon längst zur Person geworden.

Wir haben großes Glück, alles geht gut. Am vierten Tag turnst du schon wieder durch die halbvolle Fruchtblase und winkst mir auf dem Ultraschallmonitor mit deiner kleinen Hand zu: »Hallo Mama, ist alles wieder in Ordnung.« Das sagen auch die Ärzte, aber meine Unbefangenheit ist dahin, und ich kann ihnen nicht mehr alles so einfach glauben. Ich habe erlebt, wie nah der Tod ist, bei der Entstehung des Lebens, und bin von nun an auf alles gefaßt.

Ich genieße jeden Moment, in dem es uns gut geht, und fürchte immer gleich das Schlimmste, wenn etwas Außergewöhnliches vorkommt: Zweimal habe ich hohes Fieber und mache mir große Sorgen, weil das Baby sich kaum noch bewegt; eine harmlose kleine Scheideninfektion führt zu tagelangen Grübeleien; und dann ist da noch der Verdacht auf Blinddarmentzündung, es droht eine Operation. Erst mit der Zeit, als ich das Kind immer deutlicher spüre und das Gefühl habe, daß wir uns verständigen können, werde ich wieder etwas sicherer. Aber ich bin auf der Hut. Es liegt noch so viel Zeit vor uns.

Glücklicherweise passierte nichts, und die letzten drei Monate verliefen in großer Ruhe und Gelassenheit. Pierre und ich haben in dieser Zeit geheiratet und uns darüber gewundert, wie schön das war – das hatten wir gar nicht erwartet. Ich habe bis zum Beginn des Mutterschutzes gearbeitet, aber als freie Mitarbeiterin konnte ich meine Arbeit so dosieren, daß ich gerade genug abgelenkt und beschäftigt war und nicht in übermäßigen Streß geriet.

Wir hatten viel Spaß daran, für unseren Sohn das »Nest« zu richten. Wir fanden beim Trödler einen großen Wäschekorb, besorgten beim Tischler ein passendes Fahrgestell und nähten einen Bezug und einen Himmel. Nachts schliefen wir auf dem Babyfell, damit es nach uns roch und nicht nach Schaf, und wenn ich nicht schlafen konnte, strickte ich Teddys, Jäckchen und Mützen. Das hatte ich selbst nicht für möglich gehalten. Ich fühlte mich wohl, geliebt und geborgen und war bereit, mich der neuen Aufgabe zu stellen.

Einen Tag vor der Geburt, es ist ein Samstag, sehen wir uns ein gebrauchtes Auto an, das wir kaufen wollen. Nachmittags gehen wir am See spazieren, und ich trete in einen riesigen Hundehaufen. Das bringt Glück, da bin ich ganz sicher. Abends muß Pierre mit mir ins Kino, denn ich kenne mindestens vier Frauen, die im Kino Wehen bekommen haben. Auf meinem Sofakissen dort sitze ich ganz bequem und warte, daß etwas passiert. Der Film gefällt mir nicht, ist aber furchtbar aufregend. Das hat seine Wirkung. Die Adrenalinstöße machen sich bemerkbar, ab und zu zieht es ziemlich stark, langsam wird es in meinem Bauch wohl ungemütlich.

Nach dem Film habe ich Hunger. Wir kaufen ein paar Hamburger, und da muß ich mich schon am Tresen festhalten, so stark sind die Schmerzen, aber sie kommen nicht regelmäßig.

Die Nacht ist wie alle Nächte davor: eine Flasche Mineralwasser gegen das Sodbrennen, ungefähr zehn Mal aufs Klo und maximal eine halbe Stunde Schlaf auf jeder Seite, dann drückt das Baby so sehr, daß ich wach werde. Auf dem Rücken kann ich schon lange nicht mehr liegen.

Um sieben Uhr weckt mich ein ganz leichtes Ziehen. Es ist viel schwächer als am Abend vorher, aber es kommt immer wieder. Das ist es. Ich bin hellwach und fühle mich ausgeschlafen, ich bin bereit. Dann sehe ich den kleinen Blutfleck im Slip, alles paßt zusammen.

Ich mache mich fertig für die Arbeit, die mich heute erwartet. Ich ziehe meine abgetragenen Schwangerschafts-Leggings an – ich bin froh, wenn die endlich wegkommen –, setze die Kontaktlinsen ein und nehme den roten Lippenstift. Ich bin gelassen und konzentriert, lasse alles auf mich zukommen.

Um acht Uhr gehe ich freiwillig Brötchen kaufen – so etwas mache ich sonst nie. Die Luft ist frisch, es ist sonnig, die Straße ist leer. Ich schwebe. Ich weiß, heute werde ich dich endlich im Arm halten. Es ist, als wären wir die einzigen Menschen auf dieser Welt. Ich habe mir das immer anders vorgestellt. Hektisch, chaotisch, voller Angst. Aber es ist ganz still und feierlich.

Pierre glaubt noch nicht, daß es jetzt losgeht. Er wundert sich, daß ich ab und zu vom Frühstückstisch aufstehe und herumlaufe. Ich habe noch keine heftigen Schmerzen, aber wenn ich mich in diesem Moment bewege, geht es mir einfach besser. Den Vormittag verbringe ich auf dem Gymnastikball. Auf und nieder, hin und her, immer in Bewegung. Zwischendurch mache ich Entspannungsübungen aus dem Yoga-Kurs, die helfen. Wenn eine Wehe kommt, stütze ich mich auf die Wickelkommode, vor meiner Nase ein Stapel Mini-Pampers und Moppel, der Frotteehase, das wirkt zusätzlich motivierend. Ich stelle mich auf die Zehenspitzen und lasse mich in die Hocke fallen.

Mittags soll Pierre das neue Auto abholen, er zögert. Ich schikke ihn los, er kann dann auch gleich vom Chinesen »Ente süßsauer« mitbringen, ich brauche etwas zu essen, das wird noch anstren-gend heute. Die Zeit vergeht schnell, ich bin beschäftigt: auf den Ball, an die Kommode, zwischendurch räume ich die Küche auf, lasse noch mal die Spülmaschine laufen. Ich muß an meine Mutter denken, die immer ganz stolz erzählt, wie sie noch kurz vor der Geburt die ganze Wohnung geputzt hat. Ich fand das immer etwas übertrieben, aber jetzt kann ich sie verstehen. Das geht gar nicht anders, das ist ein inneres Bedürfnis, für das Baby alles blitzblank vorzubereiten.

Um ein Uhr ist alles sauber und fertig. Die Wehen kommen inzwischen im Abstand von zehn bis fünfzehn Minuten. Jetzt gehe ich in die Wanne, und da möchte ich für die nächste Zeit auch bleiben. Seitdem ich als junges Mädchen mal etwas über Wassergeburten gelesen habe, bin ich sicher: Das ist der richtige Weg ins Leben.

Egal, ob Badewanne, Fluß, See oder Meer, jede Art von Gewässer zieht mich magisch an. Das Meer, der Ursprung allen Lebens. Ein abgegriffenes Klischee, sicher, aber dieses Bild hat sich in mir festgesetzt. Das Beste am Geburtsvorbereitungskurs war das Schwimmen. Sich leicht fühlen und sich treiben lassen – danach war ich immer ganz entspannt, egal, wie schwer der Tag zuvor war.

Und dann habe ich immer wieder zu hören bekommen: Wasser macht die Geburt leichter. Ein langes, heißes Bad fördert die Wehen, macht es einfacher, sich zwischen den Wehen zu entspannen, und kann das Gewebe so aufweichen, daß sich die Geburt um Stunden verkürzt. Also weiche ich auf. Gemütlich ist dieses Bad nicht mehr, aber ganz sicher die beste Vorbereitung. Später, in der Klinik, erwartet mich eine große lila Badewanne mit Tür zum leichteren Einstieg und extra Griffen und Stützen für Arme und Beine. Die habe ich beim Rundgang schon gesehen.

Angenehm überrascht war ich auch von der liberalen Einstellung der Ärzte und Hebammen und der Einrichtung der Gebärzimmer: Fenster, Holzmöbel, ein Doppelbett, eine Matratze auf dem

Fußboden und ein Gebärhocker – inzwischen sieht es da genauso aus wie in einem Geburtshaus. Die sanfte Geburt mit möglichst wenig Technik und Medikamenten ist hier inzwischen Programm – wozu also ein Risiko eingehen bei einer Hausgeburt? Ich will so sicher wie möglich mein Kind zur Welt bringen und dann so schnell wie möglich nach Hause. Die ambulante Geburt in einer fortschrittlichen Klinik ist für mich optimal.

Aber ich weiß auch, daß alles mögliche passieren kann, und habe mich deshalb auf alle Eventualitäten vorbereitet. Meine drei Taschen sind längst gepackt. Die erste ist für die Geburt: mit meinem Lieblingsnachthemd, Bachs »Goldberg-Variationen«, gespielt von Glenn Gould, und Keith Jarretts »Köln Concert«, einem Fotoapparat mit hochempfindlichem Film, Bademantel, Hausschuhen und frischer Kleidung für den Heimweg, dünner, bequemer Kleidung für Pierre, Keksen, Traubenzuckerdrops und einer Mappe mit Unterlagen, darunter auch eine Einverständniserklärung für eine Peridural-Anästhesie. In einer anderen Tasche sind alle Sachen fürs Baby, und dann gibt es noch eine Tasche für den Fall, daß ich im Krankenhaus bleiben muß. Das hatte ich mir vorher genau überlegt und alles schon fertig gepackt. Es fehlen nur noch die Butterbrote für Pierre, aber die muß er sich schon selber machen. Ich liege jetzt in der Wanne und bin mit Kinderkriegen beschäftigt.

Wenn eine Wehe kommt, knie ich mich hin, beuge mich über den Wannenrand und atme. Ich habe das Atmen nie geübt oder gelernt, ich mache das ganz instinktiv, ich spüre, so ist es richtig. Dazwischen liege ich im Wasser. Es ist viel Wasser, heißes Wasser, mit Baby-Schaumbad, darin wirst du auch einmal baden. Der Bauch ist so dick, daß er nie ganz mit Wasser bedeckt ist, aber er hat keine Streifen, nur einen langen, dünnen, dunklen Strich von oben nach unten, und der geht wieder weg.

Ich werde sauer, daß Pierre mit dem Essen noch nicht da ist, ich habe Riesenhunger. Dann endlich, raus aus der Wanne, in den Bademantel und an den Tisch. Ich kann immer nur ein paar Happen essen, es schmeckt gut, dann muß ich wieder zu meiner Kommode, die Wehe veratmen. Nach dem Essen machen wir schnell noch Fotos von meinem Bauch. Ich staune selbst, wie klar und normal ich zwischendurch bin. Danach wieder ab in die Wanne.

Ich bitte Pierre, meine Schuhe von der Hundekacke zu befreien, in die ich gestern getreten bin. Er kann nicht verstehen, wie ich in so einem Moment an so etwas denken kann. Und ich kann nicht verstehen, daß er nicht verstehen kann, daß ich im Geburtszimmer keine Hundekacke am Fußboden haben möchte und auch nicht an meinen Füßen. Nein, ich habe keine anderen Schuhe, die ich anziehen könnte. Erst als ich vor Wut heule, macht er mir die Schuhe sauber. Uns trennen im Moment eben Welten. Die Wehen sind jetzt so stark und so häufig, daß ich die Abstände nicht mehr selbst messen kann, ich muß Pierre genau sagen, was er aufschreiben soll.

Siebzehn Uhr. Seit einer Stunde kommen die Wehen meistens alle fünf Minuten, manchmal auch in kürzeren oder längeren Abständen. So langsam denke ich ans Krankenhaus, aber wegen der Schwankungen kann ich nicht einschätzen, wie weit ich schon bin. Ich bitte Pierre, in der Klinik anzurufen. Die Antwort: Ich könnte jetzt kommen, wenn ich wollte, aber das müßte ich selbst entscheiden. Na toll, das ist wirklich eine große Hilfe. Da es mir noch gutgeht und ich mich kräftig fühle, beschließe ich, so lange im Wasser zu bleiben, bis die Wehen anfangen unerträglich zu werden.

Um achtzehn Uhr fahren wir in unserem neuen Auto ins Krankenhaus. Der Weg ist nur kurz, aber ich bin froh, als wir endlich da sind, denn da kann ich mich während der Wehe auf der Autotür abstützen. So läßt sich das alles noch einigermaßen ertragen. Aber jetzt sind das schon wirklich starke Schmerzen.

In der nächsten Wehenpause kommen wir gerade bis zur Treppe in der Eingangshalle. Ich lehne über dem Geländer und atme. Jemand will einen Rollstuhl holen, ich will ihn nicht haben. In den Wehenpausen kann ich normal laufen, und wenn eine Wehe kommt, will ich stehen und nicht sitzen. Pierre kennt das inzwischen und wartet ab. In der nächsten Pause kommen wir schon fast bis zur Entbindungsstation. Das Geländer an der Wand ist genau das, was ich brauche. Ich bin ganz ruhig, ich arbeite hart, ich muß mich auf meine Arbeit konzentrieren.

Auf der Station haben sie schon meine Unterlagen herausgesucht. Hoffentlich erwische ich nicht die Hebamme aus dem Anmeldegespräch, die war gräßlich arrogant und unsympathisch. Uns begrüßt eine andere: jung, freundlich, ruhig, mit blonden Locken, ein richtiges Engelsgesicht. Sie bringt uns in einen Raum mit einer Liege und einem Wehenschreiber und stellt uns – leider – die Hebamme vor, die für mich zuständig ist. Die ist älter, wirkt etwas streng, aber nicht unsympathisch. Ich mache mich auf einige Auseinandersetzungen gefaßt.

Sie will sehen, wie stark die Wehen sind und in welchem Abstand sie kommen, dann sollen wir wieder nach Haus gehen, sagt sie. Ich unterbreche das Gespräch, stütze mich auf die Liege und bin mit der Wehe beschäftigt. »Ist es schon so schlimm?«, fragt sie. »Ja«, sage ich und atme weiter – durch die Nase ein, durch den Mund aus. Nase ein, Mund aus – an etwas anderes kann ich jetzt nicht denken.

Als die Wehe vorbei ist, wird der Wehenschreiber angeschlossen. »Bloß nicht im Liegen«, bettele ich. Alles ist noch erträglich, solange ich herumlaufen und stehen kann. Aber es ist schwierig, den Sensor an der Stelle zu halten, wo das Herz des Babys ist. Immer wieder verschwinden die Herztöne, das klingt beunruhigend, aber wir sind eben beide ständig in Bewegung. Um aussagefähige Werte zu bekommen, muß ich mich doch hinlegen. Mir ist etwas übel, das macht die Sache noch unangenehmer. Mir tun alle Frauen leid, die ihre Kinder auf einem Bett kriegen müssen.

Nach zwei Wehen darf ich mich wieder hinstellen. Ich nehme kaum noch wahr, was um mich herum passiert. Ich konzentriere mich ganz auf die Schmerzen. Aber ich fühle mich sicher und habe keine Angst. Pierre ist da, das ist gut so, aber er kann mir jetzt nicht helfen.

Die Vaginaluntersuchung macht eine junge, freundliche Ärztin, sie ist sehr vorsichtig. Dann sagt sie lachend: »Das ist ja toll, der

Muttermund ist schon sieben Zentimeter offen, das wird noch ein Sonntagskind.« Ich bin verwundert und freue mich, und es ist schön, daß sie sich auch freut. Dann sagt sie noch, daß die Schmerzen jetzt auch nicht mehr schlimmer werden, sondern anders, und daß ich keine Schmerzmittel brauchen werde, wenn ich es bisher ohne geschafft habe. Meine muffelige Hebamme ist eher skeptisch und dämpft ein wenig die Euphorie: Ich solle nicht enttäuscht sein, wenn es dann doch etwas länger dauert. Ich glaube der Ärztin.

Zumindest nimmt mich die Hebamme jetzt ernst, und wir beginnen mit den Vorbereitungen. Als sie mir eins von diesen Krankenhaushemden andrehen will, fangen wir dann auch gleich an zu streiten. Während der Vorbesichtigung wurde mir genau in diesem Raum zugesagt, daß ich am Tag X ein eigenes Nachthemd anziehen darf. Es ist mir wichtig, normal gekleidet zu sein, wenn ich zum ersten Mal meinem Sohn begegne. Ich bin nicht krank und will nicht so einen ollen Kittel anziehen. Wortreich versucht die Hebamme, mich zu überreden. Keines der Argumente überzeugt mich, ich bleibe hart. Und meine Kontaktlinsen lasse ich auch drin. Das ist zwar ganz sicher verboten, aber die sieht ja keiner, und ich will alles ganz genau sehen.

Als nächstes erklärt sie lang und breit die Vorteile von Rasieren und Einlauf, dabei ist mir beides völlig egal. Rasieren und Einlauf ja, Klinikhemd nein. Das stimmt sie schon etwas milder. Und als sie dann hört, daß ich gerne eine Wassergeburt versuchen möchte, wird sie plötzlich ganz freundlich, und wir schließen Frieden. Das Thema Nachthemd ist damit auch erledigt, denn im Wasser brauche ich ja keines.

Die lila Badewanne ist halbvoll mit warmem Wasser. Es macht mir nichts aus, nackt zu sein – das hatte ich anders erwartet. Der Raum ist halbdunkel, es ist warm und ruhig. Außer Pierre und meiner Hebamme ist jetzt auch die sympathische Hebamme wieder dabei, die uns begrüßt hatte. Sie befestigt den drahtlosen, wasserfesten Wehenschreiber an meinem Bauch, dann lehnt sie am Wannenrand und lächelt mir zu. Das tut gut. Jetzt bin ich wieder in meinem Element, und ich weiß, was ich zu tun habe. Zuerst suche ich nach einer Position, in der ich die Wehen am besten ertrage, aber dann lasse ich mich einfach fallen, ziehe mich zurück in mein Inneres. Ich liege entspannt im Wasser, die Augen geschlossen, Pierre kniet hinter der Wanne und stützt meinen Kopf. Er ist ganz nah bei mir, ich kann ihn fühlen. Er hält mich, er trägt mich.

Kommt eine Wehe, fange ich in Gedanken an zu schwimmen. Ich schwimme bei Mondlicht durch unsere Bucht auf Lanzarote. Schemenhaft erkenne ich das gegenüberliegende Ufer, ich spüre das kühle Wasser. Ich schwimme. Ich muß immer weiter. Dem jetzt fast unerträglichen Schmerz setze ich kräftige, gleichmäßige Züge entgegen. Irgendwann bin ich auf der anderen Seite angekommen, der Schmerz ist vorbei. Die Hebamme fragt mich, ob die Wehen nachgelassen haben, sie wundert sich, daß ich nicht mehr herumspringe und so ruhig geworden bin. Aber die Wehen haben nicht nachgelassen, im Gegenteil, sie sind stärker geworden, ich habe nur einen anderen Weg gefunden, damit umzugehen. Ich bin in meinem Denken und Fühlen ganz bei mir. Der Schmerz hat vollkommen Besitz von mir ergriffen, und ich brauche alle Kraft, um ihn anzunehmen. Wie lange kann ich das noch aushalten?

Da gibt mein Kind mir ein Zeichen: Mit unbändiger Kraft bäumst du dich in mir auf und schiebst dich nach vorn, ich werde dabei förmlich hochgerissen, mein Becken hebt sich vom Boden. Die Fruchtblase platzt, danach fühlen sich die Schmerzen direkter an, genauer lokalisierbar. Ich bin erstaunt über soviel Kraft und eigenen Willen. Da ist ein Wesen in mir, das will jetzt raus. Mein Kind hat sich auf den Weg gemacht.

Um mich herum gedämpfte Hektik. Vom Fruchtwasser wird eine Probe entnommen, es ist schon grün, kann ich hören. Ein Grund, sich Sorgen zu machen? Ich habe Vertrauen, daß die Frauen, die da sind, um mir zu helfen, das Richtige tun werden. Ich höre, wie Ärztin und Hebamme darüber streiten, ob ich im Wasser bleiben kann. Die Hebamme ist dafür, die Ärztin dagegen. Sie gehen vor die Tür, um zu beraten. Dann sagt die Ärztin, daß ich herauskommen solle, weil es dem Kind möglicherweise nicht so gutgeht, und wegen des großen Kopfes sei eine Wassergeburt in so einer Situation zu riskant. Die Hebamme tröstet mich: »Dann wird es eben beim nächsten Mal eine Wassergeburt.« Mir tut es auch etwas leid, aber ich bin zu beschäftigt, um darüber nachzudenken.

Ich tue, was man mir sagt, aber ich bin kaum noch in der Lage, mich kontrolliert zu bewegen. Die Wehenpausen sind jetzt sehr kurz, in einer schaffe ich es gerade, mich aufzurichten, dann halte ich mich an einem verknoteten Tuch fest, das über der Wanne hängt. In der nächsten Pause steige ich aus der Wanne, werde ein wenig abgetrocknet und in eines dieser Klinikhemden gesteckt – egal. Im Bett soll ich mich auf die Seite legen, damit das Baby in die richtige Position rutscht. Die nächsten drei Wehen sind die schlimmsten. Liegen war schlimm, auf der Seite liegen ist einfach grauenhaft.

Es sind nur drei Wehen, aber sie kommen mir vor wie eine Ewigkeit. Ich habe die Augen geschlossen. Pierre steht neben mir. Bei jeder Wehe vergrabe ich meinen Kopf in seinem T-Shirt, und meine Fingernägel bohren sich in seine Hände – die Spuren sind noch Tage später zu sehen. Ich muß laut stöhnen, das ist kaum noch zu ertragen.

Jetzt liege ich auf dem Rücken, die Wehen haben nachgelassen. Ich bekomme ein Nasenspray, um sie wieder zu verstärken. Ich kann nicht beurteilen, ob es wirkt oder nicht, für mich geht es einfach nur weiter. »Es ist gleich da«, höre ich. Das kommt jetzt doch etwas plötzlich, damit habe ich noch nicht gerechnet, ich dachte, das geht noch Stunden so weiter. Erst die drei Höllenwehen, und jetzt soll ich schon pressen. Ich spüre keinen Pressdrang, jedenfalls nicht das, was ich mir darunter vorgestellt habe. Ich spüre auch nicht das Kind. Aber ich presse nach Kräften, genau so wie ich das schon oft im Fernsehen und Kino gesehen habe. Ich presse, aber ich spüre nichts außer dem Wehenschmerz. »Das Köpfchen rutscht immer wieder zurück«, heißt es. Ich habe die Augen noch immer geschlossen.

Es wird etwas unruhig um mich herum, ich habe den Eindruck,

daß es dem Kind nicht so gutgeht, irgendwas mit den Herztönen ist nicht so, wie es sein soll. Damit es schneller vorwärtsgeht, will die Ärztin vermeiden, daß das Baby immer wieder zurückrutscht. Sie bindet an einer Seite des Betts ein Bettuch fest und legt es über meinen Bauch. Als bei der nächsten Wehe das Baby wieder nach vorn rutscht, stemmt sie sich gegen das Bett und zieht dabei das Tuch so fest, daß das Baby nicht zurückrutschen kann. Eine der Hebammen umfaßt mein Bein, es fühlt sich an, als wäre sie eine gute Freundin. Ich presse und bin froh, daß mir alle helfen. Dann soll ich auch ohne Wehe weiterpressen. Das kommt mir sinnlos vor, aber es hilft.

»Jetzt ist es da«, sagt die Hebamme. Ich höre kein Schreien, ich habe nichts gefühlt und nichts gesehen. Das soll es schon gewesen sein, ich kann es nicht glauben. »Ich muß erst absaugen«, höre ich, sonst ist es still. Die Zeit dehnt sich ins Unendliche. Dann ein leises Wimmern, und da liegt mein Sohn auch schon auf mir, jemand legt eine warme Decke über uns.

Ich kann sein Gesicht sehen, seinen warmen, weichen kleinen Körper fühlen. Mißmutig guckt er mit einem Auge in die Welt, das andere ist noch geschlossen. Genauso mache ich das, wenn man mich aus dem Schlaf reißt, und er hat exakt die gleiche Nase wie sein Vater. Es ist ein großer, stiller Augenblick. Keine Tränen. Aber es ist, als wäre die Welt für einen Moment stehengeblieben.

Das ist das absolut größte und schönste Geschenk, das ich je bekommen habe. Ich staune und höre gar nicht mehr auf zu staunen. Wie schön er ist, gar nicht runzelig oder verknittert, eher rundlich, mit ausgewogenen Proportionen und dunklem Haar. Und dann der Geruch. Ich hätte es nie für möglich gehalten, daß ein ungewaschenes Neugeborenes so überwältigend gut riecht. An dem kleinen, perfekten Körper ist nur wenig Käseschmiere, auf dem Hinterkopf klebt etwas Blut, das ist von mir. Ich spüre, daß alles in Ordnung ist, ich muß seine Finger und Zehen nicht nachzählen. Pierre hat sich sofort genauso verliebt, aber ängstlich sorgt er sich um das geschlossene Auge und zählt die winzigen Finger.

Nach einer langen Weile Fühlen, Riechen und Anschauen wird er abgenabelt, etwas abgetupft, dann zum ersten Mal genauer untersucht und nach dem ersten Foto in eine warme Decke gewikkelt. Inzwischen hat die Hebamme zwei, drei Mal kräftig auf meinen Bauch gedrückt, bis sich die Nachgeburt gelöst hat. Dann kommt Louis endlich wieder in meine Arme. Jetzt interessiert er sich auch schon für die Brust. Nach ein paar gierigen, aber erfolglosen Versuchen links, klappt es dann endlich rechts. Erstaunlich, wie schnell und gut das funktioniert. Ich mache mir keine Gedanken über das Stillen, es passiert einfach so, und es gefällt uns. Die Glückshormone tun ein übriges.

Während ich mit meinem Baby beschäftigt bin, wird der Dammschnitt genäht. Die Hebamme entschuldigt sich noch, daß sie schneiden mußte, aber der Kopf war einfach zu groß. Ich habe weder vom Schnitt noch vom Nähen etwas gespürt. Ich bin einfach nur froh, daß alles so gut gelaufen ist und wir in zwei Stunden nach Hause können. Jetzt wird mir auch etwas zu essen angeboten, aber ich habe keinen Hunger, nur Durst.

Um ein Uhr holt Pierre die Babysachen aus dem Auto und macht einen ersten Rundruf. Louis schreit jetzt herzzerreißend. Zuerst in meinem Arm, dann in Pierres. Eine neue Hebamme, die Schichtablösung, zeigt uns den »Fliegergriff«, bei dem das Baby bäuchlings auf den Unterarm gelegt wird. Den werden wir noch oft brauchen. Louis schreit weiter, als hätte er jetzt erst begriffen, was passiert ist. Während Pierre den Kleinen schaukelt und ihm gut zuredet, versuche ich aus dem Bett zu klettern. Jetzt spüre ich die Naht, ich kann nur ganz kleine Schritte machen. Die Hebamme geht mit mir duschen. Der Duft meines mitgebrachten Lieblingsduschbads gibt mir das Gefühl, daß jetzt alles, vor dem ich Angst hatte, vorbei ist. Der Bauch ist noch sehr dick, aber er spannt nicht mehr. Es wird ein paar Wochen dauern, dann ist er ganz verschwunden, und alles sieht wieder aus wie vorher.

Als ich zurückkomme, ist Louis in Pierres Armen eingeschlafen – ein schönes Bild. Ich ziehe mich an, die Hebamme steckt Louis in einen winzigen Overall und legt ihn auf das Schafsfell in der Baby-tasche. »Er wird jetzt erst mal lange schlafen«, sagt sie. Langsam gehen wir zu dritt den gleichen Weg wieder zum Auto, den wir vor wenigen Stunden zu zweit hergekommen sind. Das alles ist einfach unfaßbar und doch ganz real. Ich fühle mich gut, ich bin dankbar, daß wir soviel Glück hatten und alles soviel einfacher war, als ich erwartet hatte.

Um drei Uhr liegen wir alle drei zu Hause in unserem Bett. Gegen vier schlafen wir dann auch endlich ein, Louis in seiner Tasche neben uns. Um acht Uhr wird er wach, ich lege ihn an die Brust, und sofort fängt er gierig an zu trinken. Ich bin froh, zu Hause zu sein.

Am ersten Tag sind wir einfach nur high. Ich kann mich wegen der Naht zwar kaum rühren und muß im Liegen stillen, aber das ist erst mal egal. Pierre kümmert sich die ganze Zeit um Louis, wickelt ihn, trägt ihn herum und versorgt mich mit Essen. Am Vormittag kommt zum ersten Mal die Hebamme, die ich mir für die Nachbe-treuung ausgesucht habe. Anfangs sehen wir uns jeden Tag, später einmal die Woche, insgesamt zehn Mal. Sie nimmt sich viel Zeit, ist sehr einfühlsam und über Handy jederzeit zu erreichen. Das hilft uns sehr, denn nach der ersten Euphorie wurde es dann doch noch richtig schwierig.

Niemand hatte mir gesagt, wie hart die ersten Wochen sein können. Die Naht verheilte nur langsam, erst nach einer Woche konnte ich wieder einigermaßen sitzen, und dann das Stillen. Eigentlich wollte ich gar nicht stillen, aber als ich Louis dann im Arm hielt, war es ganz selbstverständlich. Anfangs hat ja auch alles gut geklappt, aber mit der Zeit wurde das Stillen zum Problem. Louis trank immer nur kurze Zeit und schlief dann ein. Jede Mahl-zeit dauerte fast eine Stunde, und nach zwei Stunden wollte er wieder etwas. Eigentlich saß ich den ganzen Tag stillend im Bett und kämpfte mit Eisbeuteln und Rotlicht gegen einen äußerst schmerzhaften Milchstau. Es ging mir körperlich so schlecht, daß ich mich überhaupt nicht um Louis kümmern konnte. Das machte mich sehr traurig. Hin- und hergerissen zwischen dem Wunsch, meinem Kind das Beste zu geben, und den Schmerzen und Problemen, die mir das Stillen bereitete, quälte ich mich durch die ersten Tage.

Als Louis das erste Mal zusätzlich zur Muttermilch Kunstmilch bekam, weil Pierre tagelang auf mich eingeredet hatte, das Kind werde bei mir nicht satt, zerfloß ich in Tränen. Ich fühlte mich unfähig und dafür verantwortlich, daß dieses zarte, verletzliche Wesen jetzt so ein Plastikding in den Mund stecken mußte. Heute staune ich selbst über meine leicht hysterischen Muttergefühle, aber auch ich konnte mich offenbar nicht den zahlreichen suggestiven Appellen in Ratgeberbüchern, Klinikbroschüren und Werbeanzeigen entziehen und glaubte es irgendwann selbst: »Nur eine stillende Mutter ist eine gute Mutter.«

Subtil, aber erfolgreich setzt die Gesellschaft Maßstäbe für die Mutterrolle. Ich erinnere mich gut an die bösen Blicke der stillenden Mütter in der Krabbelgruppe, als ich die Thermoskanne auspackte und für mein vier Monate altes Baby ein Fläschchen anrührte. Wahrscheinlich waren sie nur neidisch, daß ich mich das traute. Mir ging es jedenfalls besser, seitdem Stillen nicht mehr Zwang war und ich gelegentlich auch mal auf das Fläschchen ausweichen konnte. Das schlechte Gewissen verschwand dann endgültig, als Louis gegen Anfang des 5. Monats die Brust gar nicht mehr wollte.

Ansonsten gab es bei uns typischen Baby-Alltag. Von morgens bis abends drehte sich alles um Louis. Wir hatten uns vorgenommen, ihn nicht schreien zu lassen, und es kostete viel Kraft, das auch durchzuhalten. Louis wollte tagsüber immer herumgetragen werden, in seinem Körbchen lag er nur zum Schlafen. Das wurde erst etwas einfacher, als wir ihn im Tragetuch tragen konnten und für die Wohnung einen Liegebuggy kauften. Es gefiel ihm, überall dabeizusein, und es war nicht mehr so mühsam, ihn in Bewegung zu halten. Fön, Dunstabzug und das Rauschen im Radio wurden zu bewährten Einschlafhilfen, und auch wir wurden Experten für alle möglichen Mittel gegen Blähungen. Die Hausarbeit blieb oft liegen, ich hatte keine Zeit mehr für ein Buch, keine Zeit mehr für Pierre und keine Lust auf Sex. Louis absorbierte all meine Energie. Pierre brauchte viel Einsicht und Geduld. Meistens hatte er sie, aber nicht immer.

Die ersten Monate mit Louis waren anstrengend, aber auch schön. Wenn ich es schaffte, mich gleich morgens, solange Pierre noch da war, anzuziehen und zu schminken – verwahrloste Säuglingsmütter, die nachmittags noch im Bademantel durch die Wohnung rennen, sind mir ein Graus –, dann konnte ich mich anschließend ganz gelassen auf Louis' Bedürfnisse einstellen und hatte nie das Gefühl, durch ihn gestört zu werden. Ich habe mir nur selten etwas vorgenommen und ließ alles auf mich zukommen, Louis bestimmte unseren Tagesablauf. Außerdem schlief er zum Glück von Anfang an nachts fünf Stunden durch, so daß ich mich zumindest erholen konnte.

Pierre schlief die ersten drei Monate im Gästezimmer. Seit Louis da ist, arbeitet er nur noch 30 Stunden die Woche, so daß er oft mit ihm zusammensein kann und ich nach ein paar Monaten wieder meinen ersten Film machen konnte. Das war mir wichtig, weil es schwer für mich war, plötzlich kein eigenes Geld mehr zu haben. Es tat mir aber auch gut, ab und zu über etwas anderes als Durchschlafprobleme und Zahnen zu reden.

Bis Louis in den Kindergarten kommt, möchte ich nicht viel mehr als einen Tag in der Woche arbeiten. Ich bin froh, viel Zeit mit ihm verbringen zu können, mitzuerleben, wie er wächst und sich verändert. Ich genieße es, seine Mutter zu sein, ich habe das Gefühl, alles, was ich ihm gebe, hundertfach wieder zurückzubekommen. Ohne Kind hätte ich etwas Wesentliches verpaßt in meinem Leben.

Sicher, eine Geburt ist eine schöne Sache, und man erinnert sich auch gerne wieder daran. Aber daß da Schmerzen sind, Ängste, ganz fürchterliche Qualen, daß man sich entsetzlich allein fühlt, auch wenn das Zimmer voller Menschen ist, das sagt einem vorher keiner, das steht nirgends geschrieben.

Trotz der Schmerzen, der Komplikationen und des ganzen Chaos war die Geburt meines ersten Kindes für mich auch eine wunderschöne Erfahrung, und gleich nach der Geburt wußte ich, ich werde ganz sicher ein zweites Kind bekommen. Jetzt ist Lars zwei Jahre, und ich bin wieder schwanger.

Eigentlich wollte ich nie Kinder haben, weil ich dachte, ich sei so einer Verantwortung nicht gewachsen. Als Teeny gab es für mich nur Reiten und Turnen, das waren meine Leidenschaften. Dann machte ich Kunstturnen als Hochleistungssport, und dazu paßten sowieso keine Kinder. Kinder sind mehr so ein Klotz am Bein, dachte ich.

Das änderte sich am 3. Juni 1990. An diesem Tag fand ich mit meinem damaligen Freund einen ausgesetzten Säugling. Das Kind war vier Stunden alt, lag nackt in einer Plastiktüte am Rand eines Feldwegs. Grauenhaft, mir wurde richtig schlecht. Das Kind hat gelebt, und es hat überlebt. Der Junge heißt Florian, und heute geht es ihm gut. Die Mutter wurde nie gefunden.

Wie kann man einem Kind so etwas antun? Von da an hat sich meine Einstellung zu Kindern schlagartig verändert. Plötzlich fand ich Kinder toll. Da war ich 18, und mit 25 wollte ich zwei Kinder haben.

Während meiner ersten Ehe hatte ich zwei Fehlgeburten. Ich habe zig Pakete Taschentücher verheult, war tagelang deprimiert und habe mich gefragt, warum ich? Aber heute sage ich, es war gut so. Die Ehe war die reinste Katastrophe, Psychoterror und Schläge inklusive. Kein guter Platz für Kinder.

Mein jetziger Mann war Anfang 40, als wir zusammenkamen. Er hatte aus erster Ehe zwei erwachsene Kinder, die auch schon Kinder hatten. Ich habe ihm gesagt, daß ich gern Kinder hätte, aber daß ich das akzeptieren würde, wenn er sich zu alt dafür fühlte. Dabei war unklar, ob ich überhaupt noch Kinder bekommen konnte, denn nach den Fehlgeburten gab es Komplikationen, weil keine Ausschabung gemacht worden war. Mein Mann hat gesagt: »Wir probieren es. Wenn es klappt, toll, wenn nicht, dann geht es auch so.« Mein Frauenarzt verschrieb mir Medikamente, und während der Behandlung blieb die Periode aus. Doch ein erster Schwangerschaftstest beim Arzt war negativ.

Als meine Periode dann fünf Wochen ausblieb, überredete mich meine Stieftochter, einen neuen Test zu kaufen. Wir waren gerade bei Ikea, und dort schob sie mich auf die Toilette. »Los, mach jetzt«, drängelte sie, »ich will das jetzt wissen«, denn sie war gerade schwanger. Und wir haben festgestellt, ich auch. Ich konnte es einfach nicht glauben. Zuerst nicht schwanger, dann doch schwanger. Wir sind nach Hause gefahren, mein Mann saß am Küchentisch. »Hallo Papa«, sagte meine Stieftochter, »haste schon gehört, die Ute ist schwanger.« – »Das habe ich mir schon gedacht. Die hat 'ne dikkere Brust bekommen, und die ist total komisch in letzter Zeit, die konnte nur schwanger sein.« Er hat sich riesig gefreut.

Meine Familie war nicht so begeistert, es gab eine Menge blöder Sprüche, so nach dem Motto »Bei denen geht es zu wie bei den Karnickeln«. Die psychische Belastung war schon recht hoch, aber die Freude über das Kind war viel größer.

Ich hatte riesige Angst, das Kind wieder zu verlieren. Ich habe mich gefragt, kann ich das irgendwie vermeiden? Ich vermutete, daß die beiden anderen Fehlgeburten was mit den Schmerztabletten zu tun hatten, die ich während meiner Migräneanfälle genommen hatte. Und auch jetzt hätte ich manchmal alles dafür gegeben, eine Kopfschmerztablette zu kriegen, aber diesmal mußte es anders gehen, und es ging auch anders. Während dieser Schwangerschaft waren alle Kopfschmerztabletten tabu, es gab auch keine anderen Medikamente. Nur die dämlichen Zigaretten konnte ich mir nicht ganz verkneifen.

Die ersten drei Monate habe ich dauernd in Angst gelebt. Das war jetzt meine letzte Chance. Noch eine Fehlgeburt, und dann wäre Schluß mit Kinderkriegen. Allein die Vorstellung versetzte mich in absolute Panik, es war ganz furchtbar. Obwohl das in dieser Phase der Schwangerschaft total unsinnig ist, habe ich schon meinen Bauch gestreichelt und zu dem Baby gesagt: »Wenn du meinst, jetzt abhauen zu können, dann werde ich furchtbar sauer.«

Die Angst, das Kind zu verlieren, blieb bis zur Geburt. Unsere ganze große Familie hat mir in dieser Zeit sehr geholfen. Wenn ich putzen wollte, hat mir sofort jemand den Staubsauger aus der Hand gerissen und das für mich erledigt. Weil es mir während der Schwangerschaft sonst gutging, fiel es mir richtig schwer, mich zusammenzureißen und vorsichtig zu sein. Außer den Kopfschmerzen und manchmal Problemen mit dem Kreislauf hatte ich keine Beschwerden. Eigentlich hätte ich Bäume ausreißen können, aber ich mußte mich schonen.

Ich habe mir gewünscht, daß das Baby mir ähnlich wird. Ich habe von ihm geträumt, aber ich konnte sein Gesicht nicht sehen. Wir haben bis zum Schluß nicht gewußt, ob es ein Junge oder ein Mädchen wird. Sobald das Ultraschallgerät auf meinem Bauch lag, ging's hui, Hände vor, Füße vor, und bloß nicht zeigen, was es ist.

Einen Geburtsvorbereitungskurs habe ich nicht gemacht. Davon halte ich nichts, das ist was für Angsthasen. Die Frauen kriegen schon seit Tausenden von Jahren Kinder ohne Kurs, also kann das alles so schlimm und dramatisch gar nicht werden, dachte ich. Was da reinkommt, kommt da auch wieder raus. Meine Stieftochter hatte zu der Zeit schon drei Kinder, und die hat mir alles ganz genau erzählt. Das war mein Vorbereitungskurs.

Die Geburt war eigentlich so geplant: ins Krankenhaus, Wehen durchziehen, Kind kriegen, zusammenpacken, auf Wiedersehen. Etwas anderes kam für mich nicht in Frage, und auf etwas anderes war ich auch nicht vorbereitet. Das hatte alles nach meinen Vorstellungen zu laufen. Da es sich um meinen Körper dreht, dachte ich damals, habe ich auch als einzige darüber zu bestimmen. Daß das alles auch ganz anders laufen kann, mit Komplikationen, darauf war ich nicht vorbereitet. Ich habe immer gesagt, so etwas passiert anderen, aber nicht mir. Mein Kind kommt ganz natürlich auf die Welt und ist ganz normal.

Als ich im siebten Monat war, haben wir erfahren, daß der Vater meines Mannes, den ich sehr mochte und auch schon sehr lange kannte, einen Gehirntumor hat. Er war innerhalb von drei Wochen nicht mehr ansprechbar. Das hat mich sehr mitgenommen und vorzeitige Wehen ausgelöst. Es war furchtbar zu sehen, wie ein Mensch innerhalb kurzer Zeit so dramatisch abbaut. Das war hart. Das war wirklich ganz hart.

Drei Tage vor dem errechneten Geburtstermin liegt unser Opa im Sterben. Wir machen uns auf den Weg ins Krankenhaus. Der Weg ist ziemlich holperig. Ich fühle mich unwohl, spüre ein komisches Ziehen, will aber meinen Mann jetzt nicht mit so etwas belasten. Der Muttermund ist seit zwei Wochen einen Finger breit offen. Mein Schwiegervater liegt in einem sterilen Krankenzimmer, an Sauerstoff angeschlossen, und kämpft um sein Leben. Es macht mich traurig, ihn so zu sehen. Der furchtbare Anblick läßt mich meine Schmerzen vergessen.

Als mein Mann vorschlägt, wieder nach Hause zu fahren, bin ich erleichtert, denn ich spüre wieder dieses komische Ziehen, und wir können für meinen Schwiegervater sowieso nichts mehr tun. Wir verlassen das Krankenzimmer, und ich hoffe, Opa noch einmal wiederzusehen.

Während der Rückfahrt sagt niemand ein Wort. Das Ziehen wird stärker, es fühlt sich an wie die Senkwehen. Meinem Mann sage ich noch immer nichts. Ich kann die Wehe – durch tiefes Einatmen – wegatmen. Bei jeder Erschütterung kommt eine neue Wehe. So langsam kriege ich Angst. Ich sehe meinen Mann an und fühle mich sicher und geborgen. Ich weiß, daß er bei mir ist, und das ist jetzt gut so.

Endlich sind wir zu Hause. Das Ziehen in meinem Bauch ist plötzlich weg. Also brauche ich jetzt auch nichts mehr davon zu sagen – obwohl ich es eigentlich will. Ich schweige, und nach ein paar Zigaretten gehen wir schlafen.

Nach einer Weile werde ich aus dem Schlaf gerissen. Ich spüre einen leichten Druck und gehe zur Toilette. Eine Flüssigkeit läuft aus mir heraus. Was ist das? Es sieht komisch aus. Ich kenne weder die Farbe noch diese komischen kleinen dunklen Punkte, die darin schwimmen. O Gott, das ist Fruchtwasser. Was jetzt? Mein Mann schläft. Es muß wieder aufhören, ich will nicht ins Krankenhaus.

Ich habe Angst. Doch vor was? Vor der Geburt? Nein. Ich weiß einfach nicht, was auf mich zukommt. Theoretisch habe ich schon 100 Kinder bekommen, aber wie sieht die Praxis aus? Was passiert wirklich? Ich versuche, die Angst wegzuschieben. Mittlerweile ist mein Mann wach geworden. Ich atme tief durch und rufe: »Schatz, weißt du, wie Fruchtwasser aussieht?« Er weiß es nicht, aber mir wird auf einen Schlag klar, wir müssen ins Krankenhaus.

Wir nehmen die schon vor Wochen gepackte Tasche und machen uns auf den Weg. Als wir im Krankenhaus ankommen, ist es zehn vor eins. Nach der Untersuchung heißt es: »Sie müssen jetzt hierbleiben, denn es ist bald soweit.« Um die Herztöne und die Wehenintensität zu prüfen, werde ich an ein CTG angeschlossen. Noch kann ich Witze machen. Aber dann kommt die erste richtige Wehe: Es zieht so sehr in meinem Rücken, daß ich denke, er bricht durch. Oje, das tut ganz schön weh.

Damit mehr Wehen kommen, sollen wir herumlaufen, sagt die Hebamme. Wir gehen zu Fuß vom zweiten Stock in die Cafeteria im Keller, dort will ich eine Zigarette rauchen. Das ist eigentlich nicht weit, aber bei jedem Schritt tut es überall weh. Die Cafeteria ist geschlossen, also rauchen wir auf dem Flur und gehen dann wieder nach oben.

Der Weg ist endlos. Ich weiß, daß Gebärende normalerweise die ganze Zeit durch die Gegend rennen, weil das erleichternd sein soll. Aber ich kann einfach nicht. Es tut einfach nur irre weh. Das ist zuviel für mich, und wir fahren mit dem Aufzug nach oben. Vor dem Kreißsaal gibt es einen Raucherraum, dort muß ich erst mal eine Pause machen. Plötzlich läuft ein Schwall Fruchtwasser an meinem Bein hinunter.

Es wird noch einmal ein CTG gemacht, aber ich habe noch immer keine richtigen Wehen. Eine Ärztin, die sehr unfreundlich ist, holt mich zum Ultraschall ab. Während der Untersuchung zieht sie ein Gesicht, als würde sie ein Gespenst sehen. »Ist was?«, frage ich. Ich bekomme keine konkrete Antwort. »Es ist alles soweit in Ordnung«, sagt sie, »aber Sie wissen, daß Ihr Kind sehr klein und sehr zart ist?« – »Nein«, sage ich, »mein Frauenarzt sagte immer, es sei normal groß.« – »Es könnte sein, daß wir mit Schwierigkeiten rechnen müssen.« Ich darf also nicht in den Kreißsaal mit dem normalen Bett, was ich eigentlich wollte, sondern muß in einen mit einem gynäkologischen Gebärbett.

Beim nächsten Versuch, ein CTG zu schreiben, schläft der kleine Racker in meinem Bauch, und ich soll Kniebeugen machen. Nach der sechsten Kniebeuge wird er wach und wehrt sich. Da kommt eine heftige Wehe.

Nach einiger Zeit will ich noch mal rauchen gehen, doch mein Mann findet diese Idee nicht gut und beschließt, daß wir dableiben. Natürlich bekommt er von der Hebamme recht. Statt dessen wird mir angeboten, zu baden. Dazu habe ich überhaupt keine Lust.

Die Wehen werden immer heftiger und kommen jetzt regelmäßig. Als ich endlich in den Kreißsaal komme und mich hinlegen kann, bin ich froh. Diese Rückenschmerzen sind mörderisch, da hilft auch kein tiefes Atmen. Die Hebamme fragt, ob ich eine PDA haben möchte. Das will ich auf keinen Fall. Ich habe Angst, daß etwas schiefgeht, und außerdem müßte ich dann nach der Geburt liegenbleiben. Aber ich will nach der Geburt nicht länger als ein paar Stunden im Krankenhaus bleiben und dann so schnell wie möglich nach Hause. Ein

Kind zu kriegen ist keine Krankheit, ein längerer Aufenthalt in einem Krankenhaus ist nicht nötig.

Statt der PDA lasse ich mir eine Spritze geben, die entkrampft und etwas den Schmerz nimmt, mich die Wehen aber noch spüren läßt. Welch eine Wohltat. Ich werde müde und schlafe ein.

Als ich wach werde, ist mein Mann verschwunden. Wenig später kommt er wieder ins Zimmer. Ich muß längere Zeit ganz allein gewesen sein. Er sagt mir, daß er zu Hause war. Unser Baby und ich sind total geschafft, wir schlafen direkt danach wieder ein.

Anschließend werde ich wieder an das CTG angeschlossen und noch einmal untersucht. Das ist der blanke Horror. Jede Bewegung tut weh, und die haben nichts Besseres zu tun, als mich noch mehr zu quälen. Ich weiß, daß die Ärztin mir nur helfen will, aber mir kommt es eben anders vor. Als sie sagt, daß es noch immer nicht soweit sei, bin ich enttäuscht, gleichzeitig aber auch froh. Was erwartet mich, wenn die Wehen noch stärker werden?

Ich gehe auf die Toilette. Ich fange an zu weinen. Ich lasse mich gehen, denn hier bin ich allein und kann meinen Gefühlen freien Lauf lassen. Natürlich könnte ich das vor meinem Mann auch, aber ich traue mich nicht. Was würde er von mir halten, wenn er das sehen würde? Dann frage ich mich, ob ich keine anderen Sorgen habe, als darüber nachzudenken, was mein Mann denken würde, wenn er mich weinen sieht. Am liebsten würde ich alles rückgängig machen, denn es tut weh, höllisch weh. Aber da muß ich jetzt durch. Ich sage mir, daß mit jeder Wehe die Geburt ein Stückchen näherrückt. Ich versuche, mich zu beruhigen, denn mein Mann steht vor der Tür und soll mich so nicht sehen. Ich atme tief durch, und in diesem Moment geht die Tür auf. »Alles o.k.?«, fragt mein Mann. Ich setze mein schönstes Grinsen auf: »Ja, alles o.k., ich frage mich nur gerade, was ich mir eigentlich hier antue.« Er hat nichts gemerkt, denn er fragt nicht weiter nach, und wir schleichen gemeinsam zurück in den Kreißsaal.

Total erschöpft lege ich mich wieder auf mein Bett und schlafe noch einmal ein. Irgendwann bekomme ich mit, daß mein Mann aus dem Zimmer gerufen wird. Es ist halb sieben morgens. Kurze Zeit später steht er mit seiner Tochter wieder neben meinem Bett. Ich sehe ihnen an, daß etwas Schreckliches passiert ist. Vor einer Stunde ist Opa gestorben. Mich trifft der Schlag. Wie soll ich reagieren? Ohne groß nachzudenken, höre ich mich sagen: »Wenn du hinfahren willst, dann fahr ruhig. Ich komme hier schon alleine zurecht.« Gleichzeitig frage ich mich, was ich da eigentlich sage. Wenn ich ehrlich bin, will ich nicht, daß er mich allein läßt. »Nein«, sagt mein Mann, »was soll ich denn jetzt noch da.« – »Willst du ihn nicht noch mal sehen?« – »Nein«, sagt er nur. Ich möchte ihn in den Arm nehmen, aber er steht zu weit weg. Ich weiß nicht, wie ich ihm sagen soll, daß mir der Tod seines Vaters leid tut. In dieser Situation vergesse ich fast, was gerade mit mir passiert. Ich möchte ihm so gern irgendwie helfen, ihm beistehen.

Langsam werden die Wehen immer stärker, aber der Muttermund ist noch nicht weit genug geöffnet. Mein Mann fährt noch einmal nach Hause, um nach dem Hund zu sehen.

Nebenan beginnt eine Frau fürchterlich zu jammern und zu schreien. Das klingt gar nicht gut. Ich sage mir, daß meine Geburt nur halb so schlimm ist und ich keinen Grund zu jammern habe. Plötzlich verstummt das Schreien, es ist ganz still, und ich bekomme Angst. Nein, ich darf keine Angst haben, denn Angst überträgt sich auf das Kind, und ich möchte eine entspannte Geburt. Also erinnere ich mich an die Zeit, als mein Mann und ich uns verliebt haben. Es tut gut, sich das alles noch einmal vorzustellen. Dabei vergesse ich sogar, warum ich hier bin. Ich bin ganz entspannt und einigermaßen guter Dinge.

Es vergeht noch einige Zeit, und dann ist mein Mann endlich wieder da. Es ist gut, ihn wieder in meiner Nähe zu haben, denn jetzt sind die Wehen schon sehr heftig und kommen in kurzen Abständen. Nach der nächsten Untersuchung werde ich in den anderen Kreißsaal geschoben, denn jetzt gehe es los, heißt es. Ist das aufregend!

In der Mitte steht ein großes Bett, aus dem macht die Hebamme eine Art gynäkologischen Stuhl. Jetzt muß ich auch noch meine Beine spreizen. Doch mir ist inzwischen alles egal, Hauptsache, es geht jetzt schnell. Ich habe keine Lust mehr, und ich will mein Baby endlich im Arm halten.

Ich liege also auf dem Bett, die Beine in den Schalen, mein Mann sitzt seitlich hinter mir, die Hebamme und der Arzt hantieren zwischen meinen Beinen. Da, jetzt kommt die erste Presswehe. Meine Güte, das sind Schmerzen, die ich so schnell nicht vergessen werde. Ich brauche all meine Kraft, um mit heftigem Pressen die Wehe zu unterstützen. Der Arzt und die Hebamme feuern mich an. Mein Mann stützt meinen Rücken und hält mich fest. Jeder gibt sein Bestes. Die Wehe ist vorbei, und ich sinke in die Arme meines Mannes, um mich zu erholen.

Diese Prozedur wiederholen wir mehrfach, doch von dem neuen Erdenbürger keine Spur. Das Kind hängt fest. Bei der nächsten Wehe soll ich im Stehen pressen. Ich kralle mich an einem hängenden Seil fest und presse, soviel ich kann. Aber auch diese Wehe bleibt ohne Erfolg. Wir warten auf die nächste Wehe, und noch eine Ärztin kommt dazu. Doch auch der zweite Versuch ist erfolglos. Also geht es wieder zurück aufs Bett.

Ich presse, nichts passiert. Langsam bekomme ich alles nur noch in Trance mit. Ich denke: Irgendwie und scheißegal, aber raus mit dem Ding da! Jetzt muß was passieren. Dem Kind muß geholfen werden und – um Gottes Willen – mir auch!

Ich höre, wie der Arzt sagt, daß er nachsehen will, ob es dem Baby gutgeht. Dazu entnimmt er mit einem langen Gerät, an dem vorn eine Nadel ist, etwas Blut vom Kopf des Babys. Ich sehe das Gerät und habe Angst. Wird es weh tun? Bekomme ich etwas davon mit? Was geschieht mit dem Baby? Ich sehe, daß mein Mann sehr angespannt ist. Von der Entnahme der Blutprobe spüre ich nichts, aber ich habe immer noch Angst um unser Kind. Nach einigen Minuten kommt das Ergebnis: Das Baby bekommt genug Sauerstoff, aber es steht fest, daß es nicht aus eigener Kraft auf die Welt kommen kann.

Im Kreißsaal stehen der Arzt, zwei Hebammen, mein Mann, eine Schwester und eine Kinderärztin. Seit dem Blasensprung sind zwölf Stunden vergangen, und das Kind muß jetzt da raus. »Egal wie«, sagt der Arzt, »es gibt zwei Möglichkeiten: Glockengeburt oder Kaiserschnitt.« Ich höre Operation und sehe rot. Nein, das kommt für mich absolut nicht in Frage. Eine Narkose ist völlig ausgeschlossen, und der lange Aufenthalt im Krankenhaus ist auch nichts für mich. Ich will es einfach nicht. Solange ich mich dagegen wehren kann, werde ich das tun. Und wenn ich mir dann noch vorstelle, daß da eine Narbe bleibt, brauche ich nicht weiter nachzudenken. Es kommt nur die Glockengeburt in Frage. Ich werde das schon schaffen. Mein Mann ist da ganz anderer Meinung, er ist für einen Kaiserschnitt. Natürlich auch, weil das für das Baby viel schonender wäre. Aber er sagt, meine Frau entscheidet.

Eigentlich fühle ich mich überfordert, das jetzt zu entscheiden, aber es muß entschieden werden. Ich setze meinen Dickkopf durch. Schließlich ist es mein Bauch, und ich müßte dann mit der Narbe rumlaufen. Mein Mann gibt auf und stimmt ebenfalls einer Glokkengeburt zu. Heute sage ich, hätte ich gewußt, auf was ich mich da einlasse, hätte ich mich für den Kaiserschnitt entschieden.

Trotz meiner Entscheidung für die Glockengeburt bereitet mich die Hebamme auf einen möglichen Kaiserschnitt vor. Gegen meinen Willen werde ich rasiert. Ich versuche, mich zu wehren, aber die Hebamme setzt sich durch, fummelt an mir rum, setzt mir einen Blasenkatheter. Mir tut alles weh, und die blöde Kuh macht es nur noch schlimmer. Das tut höllisch weh, ich könnte heulen, und mein Mann sitzt hinter mir und schaut seelenruhig zu. Kann er mir nicht helfen? Ich will das einfach nicht. Kann er nicht auch mal einen Ton dazu sagen? Ich habe keine Kraft mehr zum Diskutieren, ich brauche alle Kraft für die nächste Wehe. Der Raum ist voller Menschen, aber ich fühle mich völlig allein mit meiner Angst. Alleingelassen, hilflos, ausgeliefert. Was passiert jetzt mit mir?

Der Arzt läßt den OP vorbereiten und hat die Anästhesistin geholt. Dann steht er mit der »Glocke« vor mir. Mit diesem großen, runden Ding will er durch meine Scheide an den Kopf des Kindes? Das kann nicht gehen.

Er versucht das Ding einzuführen, doch ich springe vor Schmerzen fast vom Bett. In diesem Moment ist mein Kind für mich ein Ungetüm, ein Teufel, irgend etwas, das da nicht hingehört. Auch der kleinere Saugkopf tut noch weh, aber es geht. Kaum ist alles vorbereitet, kommt auch schon die nächste Wehe. Wir haben drei Versuche, hat der Arzt mir gesagt. Also los.

Ich versuche, mich zu erinnern: Wie hast du während deiner Turnzeit Kräfte mobilisiert, wenn du eigentlich keine mehr hattest? Ich habe meine Unterlippe zwischen die Zähne genommen, reingebissen und da meine Kraft rausgeholt.

Da ist die Wehe. Scheiße, tut das weh, aber ich muß da durch. Also hole ich tief Luft und versuche mit aller Kraft, den kleinen Wurm nach draußen zu drücken. Mein Mann stützt meinen Nakken, und der Arzt beginnt mit aufgeblasenen Backen an der Glokke zu ziehen. Die Hebamme und die Anästhesistin feuern uns an. Die Ärztin kniet sich zu mir aufs Bett und drückt zusätzlich auf meinen Bauch. Ich drücke und presse, soviel meine Kraft hergibt. Ich beiße auf meine Unterlippe, das tut zusätzlich weh. Die Wehe ist vorbei, von dem Kind keine Spur. Alle schweigen.

Dann kommt die nächste Wehe, hoffentlich ist es die letzte. Eigentlich habe ich keine Kraft mehr, aber ich muß es jetzt schaffen. Ich hole tief Luft, und der Arzt holt tief Luft. Mit beiden Händen halte ich mich an den Beinstützen fest und fange mit aller Kraft an zu pressen. Der Arzt zieht an der Glocke, und die Ärztin drückt auf den Bauch. Von dem Kind keine Spur. Stille. Alle gucken sich an. Der Arzt hat vom Ziehen einen knallroten Kopf, und mein Mann wischt mir den Schweiß aus dem Gesicht.

Jetzt habe ich nur noch einen Versuch. Ich bekomme Zweifel, daß das richtig ist, was wir da tun. Ich kann meinem Mann ansehen, daß er immer noch für einen Kaiserschnitt ist. Aber es ist jetzt zu spät, mich noch anders zu entscheiden, das läßt mein blöder Stolz nicht zu.

Ich bin völlig ausgelaugt, aber fest entschlossen, und ich weiß, diesmal werde ich es schaffen. Hoffentlich geht es dem Baby gut. Hat es genug Sauerstoff, um das noch durchzustehen?

Wir konzentrieren uns. Die Zeit scheint stillzustehen. Keiner wagt, auch nur ein Wort zu sprechen. Ich sehe, wie die Anästhesistin schon die Narkose vorbereitet, das mobilisiert noch einmal ungeahnte Kräfte. Der Arzt und die Ärztin haben ihre Positionen eingenommen, mein Mann hält mich fest. Ich bin entspannt und bereit. Ich schließe die Augen. Das muß jetzt klappen. Dieses Ding, dieser Bastard, dieser Teufel, der muß jetzt da raus.

Die Wehe rollt an. Ich presse so heftig, daß ich das Gefühl habe, meine Innereien nach außen zu pressen. Ich beiße so fest ich kann in meine Lippe. Der Arzt zieht und zerrt in allen Richtungen an der Glocke. Er ist knallrot, und Schweißperlen laufen über sein Gesicht. Die Ärztin kniet auf meinem Bauch und drückt, sie kann nicht mehr. Der Arzt macht einen Dammschnitt. Ich spüre nichts, und es ist mir auch egal. Ich will nur noch, daß das hier endlich zu Ende ist. Ich hole noch einmal tief Luft, kralle mich an den Beinstützen fest und drücke. Ich stelle mir vor, da ist was drin, was da nicht reingehört. Da sehe ich, daß die Anästhesistin mit dem Daumen nach oben zeigt, sich umdreht und verschwindet.

Ich hab's geschafft, ich hab's geschafft. »Ich kann schon den Kopf sehen«, sagt der Arzt. Ich gebe noch einmal alles. Es ist nicht mehr viel, aber es reicht. Der Arzt greift zwischen meine Beine, irgend jemand sagt: »Noch einmal hecheln und dann noch mal pressen.« Ich hechle, ich presse, und da sehe ich auch schon den Kopf. Mein Baby ist da. Ich kann es sehen und hören, es schreit.

Endlich ist es da. Alle sind erleichtert. Ich habe endlich mein Kind. Ist es ein Mädchen oder ein Junge? Der Arzt zeigt es mir, ein Junge. Völlig fertig schaue ich mir dieses kleine Wesen an, es ist von Anfang an mein zweites Ich. Eine Träne kullert über mein Gesicht. Erst mal habe ich alles andere vergessen.

Sie legen mir unseren Sohn auf den Bauch und fragen meinen Mann, ob er ihn abnabeln möchte. Ich überrede ihn, er solle auch etwas beitragen. Er nimmt die Schere und schneidet die Nabelschnur durch. Ich bin überglücklich, und mein Mann ist total erleichtert. Er hat auch Tränen in den Augen, aber er versucht, sich zu beherrschen.

Die Hebamme nimmt das Baby, um es zu reinigen und zu untersuchen. Ich muß noch einmal pressen, damit die Nachgeburt rauskommt. Dann bekomme ich das Baby eingewickelt wieder zurück. Nach einer lokalen Anästhesie näht der Arzt den Dammschnitt. Später erfahre ich, daß es sich dabei eigentlich um eine vaginale Operation gehandelt hat, denn ich bin innerlich stark gerissen, und außerdem habe ich einen Schließmuskelanriß. Der Arzt fragt, ob mich die Geburt abgeschreckt habe. »Nein«, sage ich, »in zwei Jahren will ich ein zweites Kind.« Er macht ein skeptisches Gesicht. Ich habe das Gefühl, er näht mir alles zu, es zieht und zwickt furchtbar. Ich hatte dann auch noch Monate damit zu tun, auf die Toilette zu gehen war anfangs eine einzige Tortur, und es hat lange gedauert, bis alles wieder in Ordnung war und ich keine Schmerzen mehr hatte.

Als ich nach dem Nähen vom Bett steige, bin ich total wackelig auf den Beinen, aber ich kann einigermaßen laufen. Wir ziehen um in ein anderes Zimmer. Wegen der schweren Geburt und der vielen Nähte muß ich mindestens bis morgen im Krankenhaus bleiben.

Mein Mann holt Essen und will alle anrufen. Ich bin allein und habe unseren Sohn im Arm. Ich bin Mama. Daran muß ich mich erst gewöhnen. Ich vermisse meinen Mann, er soll bei mir sein. Ich möchte ihn umarmen und küssen. Einfach nur lieb halten. Der Arzt erkundigt sich noch mal, ob es uns gutgeht. Ja, alles in Ordnung. Dann kommt endlich mein Mann mit dem Essen.

Nach zwei Stunden rauche ich die erste Zigarette als Mutter. Meinem Kreislauf bekommt das gar nicht. Ich bin sauer, daß ich im Krankenhaus bleiben muß, aber mir geht es noch ziemlich schlecht, ich würde es nicht schaffen, das Kind allein zu versorgen.

Nach drei Tagen habe ich die Nase voll. Ich habe mich nicht erholen können, in dem Krankenhausbett kann ich nicht schlafen, und ich vermisse meinen Mann. Als die Kinderärztin dann noch einmal bestätigt, daß mit dem Kind alles in Ordnung ist, gehen wir auf eigene Verantwortung nach Hause.

Zu Hause mußte ich mich erst an die neue Situation gewöhnen. Obwohl Lars von Anfang an ganz selbstverständlich zur Familie gehörte, mußte ich erst lernen, daß er immer bei mir ist. Ich war keine Minute mehr allein, konnte nicht mal eben schnell einkaufen gehen, und wenn ich irgendwohin ging, hatte ich in den ersten Tagen immer Angst, ihn zu vergessen. Es war eben alles so neu.

Gestillt habe ich nicht, das hatte ich von vornherein so beschlossen. Ich habe mir gedacht, dieses Kind ist ohnehin rund um die Uhr bei mir und abhängig von dem, was ich ihm gebe. Und dann noch dieser Zwang, immer präsent sein zu müssen, das Kind nicht mal eine Stunde zur Oma geben zu können, nur noch für das Kind dazusein und selbst überhaupt keinen Freiraum mehr zu haben – das war mir zuviel. Ich habe während der Schwangerschaft auf Alkohol und auf Medikamente verzichtet, viel weniger geraucht, und jetzt sollte ich wieder dies nicht und das nicht. Nein, jetzt wollte ich auch mal wieder leben. Anständig Tsatsiki essen und Gyros, lecker Wein trinken und ohne schlechtes Gewissen rauchen.

Im Krankenhaus wurde das so akzeptiert. Ich bekam sofort nach der Entbindung Abstilltabletten. Und als ich bei meinen Zimmernachbarinnen mitbekam, wie kompliziert das Stillen ist, war ich noch mal froh, mich dagegen entschieden zu haben. Ich habe Lars schon mal öfter auf die nackte Haut gelegt, ihn an der Brust nukkeln lassen und so mit ihm gekuschelt, das habe ich gern gemacht, aber ein schlechtes Gewissen hatte ich wegen des Stillens nicht.

Die Anfangszeit war sehr schwierig. Lars hat viel geschrien, und selbst nachts war er alle eineinhalb Stunden wach und wollte etwas zu essen. Die Ursache wurde erst sehr spät erkannt: Er hatte einen beidseitigen Leistenbruch und wurde mit drei Monaten operiert. Heute wissen wir, er wollte dauernd die Flasche, um sich von den Schmerzen abzulenken. Die vielen Arztbesuche, dann dauernd dieses Gebrüll, das hat mich ganz schön fertiggemacht. Ich habe versucht, ihn das nicht spüren zu lassen, aber es gab Momente, wo ich einfach nur noch dachte, Kind, halt jetzt endlich mal den Mund. Ich habe mich mit Kaffee und Zigaretten über Wasser gehalten, damals habe ich drei Schachteln am Tag geraucht. Mein Mann hat mich in dieser Zeit sehr unterstützt. Er hat mir viel abgenommen, sich um das Kind gekümmert, es gewickelt, auch im Haushalt geholfen. Daß er dafür nachts schlafen und seine Ruhe haben wollte, konnte ich gut verstehen, das war o.k., schließlich mußte er ja auch in die Arbeit.

Nach der Operation ging es Lars dann besser und mir auch. Endlich konnte ich die Zeit mit meinem Kind genießen. Lars ist zu meinem Lebensinhalt geworden. Er ist nicht nur ein Teil meines Körpers, er ist auch ein Teil meiner Seele. Ich erkenne mich in ihm wieder. Er ist wie ich mit seinem Dickkopf, das ist total faszinierend. Ich bewundere aber auch seine Geduld. Er kann sich stundenlang mit irgendwas beschäftigen. Das hat er von meinem Mann.

Manchmal gibt es auch Tage, da geht er mir ganz schön auf die Nerven, und ich könnte ihn sonstwo hinschießen. Das ist wohl normal bei Kindern im Trotzalter. Aber dann grinst er mich an, sagt ganz lieb »Mama«, und schon schmelze ich wieder dahin. Dieses liebe Gesicht, es gibt kein schöneres Kind für mich, und ich laß auf dieses Kind nichts kommen, egal, wie es ist und was es tut.

Für so einen Sturkopf und kleinen Egoisten wie Lars sind Geschwister sehr wichtig. Für die Entwicklung und für den gesamten Lebensweg. Es ist gut, daß er bald einen Bruder oder eine Schwester bekommt das wird ihm helfen, soziales Verhalten zu lernen, das finde ich ganz wichtig.

Jetzt bin ich also wieder schwanger und werde die nächsten drei Jahre mit den Kindern zu Hause bleiben. Bevor Lars geboren wurde, habe ich als Anwaltsgehilfin gearbeitet. Als ich dann mit Lars zu Hause war, hat mir der Beruf nicht gefehlt, aber es fehlt mir, andere Aufgaben zu haben als immer nur Kind und Haushalt. Langfristig möchte ich zurück in den Beruf, zumindest halbtags. Ich brauche die Bestätigung und – das ist auch ganz wichtig – mein eigenes Geld.

Zum Schluß noch etwas zum Thema Sex. Ich habe gehört, daß es bei vielen Frauen da nach der Geburt große Probleme gibt. Das war bei mir anders. Lust hatte ich eigentlich schon wieder so nach drei bis vier Wochen. Aber es ging einfach nicht wegen der vielen Nähte und der Schmerzen. Da hatte ich zuviel Angst. Nach sechs Wochen haben wir es dann mal ganz vorsichtig probiert, und es war alles o.k. Von da an hatten wir wieder richtig Spaß miteinander.

Klar hatte ich auch – wie die meisten – Probleme mit mir selbst, mit der veränderten Figur, mit Schwangerschaftsnarben an der Brust, mit meinem Bauch. Das alles ist für eine Kunstturnerin ein Graus. Aber ich habe mich da nicht reingesteigert. Ich habe mich vor den Spiegel gestellt und gesagt: Du bist jetzt Mutter, dann ist das eben so. Ich habe mir eine zu enge Hose gekauft und darauf hingearbeitet hineinzupassen, und dann habe ich mir eine neue Frisur und ein neues Make up zugelegt. Jetzt kann ich mich wieder ganz gut leiden. Das war gar nicht so schwer.

Ich wollte beides. Ein Kind und meine Arbeit. Ich wußte, nach der Geburt werde ich bald wieder anfangen zu arbeiten und das Kind anfangs mit in die Praxis nehmen. Sonst habe ich alles auf mich zukommen lassen. Ich habe auf meine Mitarbeiter gezählt und gedacht, irgendwie wird das schon gehen. Ich habe mich damit beruhigt, daß es in einer Großstadt sicher möglich sein wird, einen guten Babysitter zu finden, und es wohl zu keiner großen Katastrophe kommen wird.

Wir waren zehn Jahre verheiratet und seitdem wir 17 sind, ein Paar. Der Kinderwunsch war immer schon vorhanden, aber wir waren uns einig, daß wir zuerst unsere Ausbildung machen wollten. Die finanziellen Mittel waren knapp, das Studium hart, wir waren noch nicht bereit und auch nicht reif genug für ein Kind. Danach kam die Zeit der ersten Berufserfahrungen, da wollten wir erst einmal das »erste Geld« genießen. Aber dann hatte ich schon bald das Gefühl, die Zeit sei jetzt reif für Kinder. Wir sind an den Stadtrand von Hamburg gezogen, in ein Haus mit Garten, das war alles instinktiv kinderfreundlich, das Nest war gebaut.

Es war für mich als Ärztin schwierig und wenig attraktiv, als Angestellte zu arbeiten. Ich wollte eine eigene Praxis gründen, das war Voraussetzung für meine Eigenständigkeit und Unabhängigkeit, und das mußte passieren, bevor ich 40 war.

In den ersten Jahren des Praxisaufbaus habe ich deshalb streng verhütet. Und als dann alles gut lief, war es an der Zeit, ein Kind zu bekommen. Damit war von Anfang an klar, ein Kind geht nur mit der Praxis, und so etwas wie Erziehungsurlaub würde ich mir nicht gönnen können. Aber ich wollte das so, und ich würde das auch

wieder so machen. Ich wußte auch, das würde schon gut funktio-
nieren. Mein Mann sah das alles genauso.

Die Schwangerschaft habe ich zuerst gar nicht bemerkt. Genau
wie meine Schwester hatte ich eine eigenartige Zahnfleischentzün-
dung und ein Spannen in der Brust, aber das habe ich ignoriert.
Durch meinen Beruf bin ich so stark eingespannt, daß ich körperliche Signale erst einmal wegstecke und gar nicht wahrnehme. Mein
Zyklus war auch immer etwas unregelmäßig, und da habe ich mir
keine Gedanken gemacht. Es ist dann bei einer Grippeimpfung auf-
geflogen. Mein Mann hatte mir ganz fürsorglich einen Termin bei
unserem Arzt gemacht, aber meine Regel war einen Tag überfällig,
und der Arzt hat vor der Impfung vorsichtshalber einen Schwangerschaftstest gemacht. Der war positiv. Da war ich ziemlich überrascht.

Wir hatten es zwar darauf angelegt, aber es ist doch etwas
anderes, wenn es dann plötzlich passiert. Wir waren sehr aufgeregt
und haben zwei Nächte nicht geschlafen, es war eine neue Situation. Ich habe mir das zwar schon alles zugetraut, ein Kind und die
Praxis, aber ich bekam auch ein wenig kalte Füße.

Ich habe die Nachricht dann auch erst einmal für mich behalten, denn als erstes kam immer »Oh, Gott, und wie machst du das
mit der Praxis?«. Ich wußte es nicht. Es war ja meine erste Schwangerschaft, und ich hatte so etwas auch noch nie erlebt. Ich dachte,
irgendwie wird es schon klappen, und das tut es jetzt auch, aber ich
wollte mir die Ermahnungen und Zweifel der Leute ersparen.

Bald war dann auch die typische Übelkeit da, aber das war nicht
so schlimm, ich konnte es während meiner Arbeit ganz gut weg-
schieben. Ich habe ein bißchen Übergewicht gehabt und mir schon
Sorgen gemacht, daß ich nach der Schwangerschaft richtig fett
bleiben würde, aber plötzlich hatte ich überhaupt keinen Appetit
mehr auf Süßigkeiten. Das war die erste schokoladefreie Zeit in
meinem Leben. Ich hatte mehr Appetit auf Salziges, ich war nicht
so dick, ich war wendig, und es ging mir gut. Das hat mich beruhigt.

Ich habe die ganzen Ratgeberbücher beiseite geschoben und
nur mal in so ein kleines Buch geguckt, was gerade passiert – ich

wollte gar nicht wissen, was ich alles bekommen kann. Ich habe mich zwar schon informiert, aber diesen ganzen emotionalen Schwulst über Schwangerschaft und Vorbereitung auf einen neuen Lebensabschnitt konnte ich einfach nicht ertragen.

Die ersten Kindsbewegungen habe ich etwas später als sonst üblich gespürt, so in der 22., 23. Woche, und auch nur ganz wenig. Da war es ganz gut, daß zu dieser Zeit auch die Ultraschall-Feindiagnostik gemacht wurde. Was ich da gesehen habe, hat mich schon sehr beeindruckt. Und die Bilder, die man dabei bekommt, sind schon ziemlich genau. Ich habe mir daraufhin das Gesicht des Babys vorgestellt und war völlig überrascht, wie es dann tatsächlich aussah, ganz anders nämlich.

Manchmal, wenn das Baby im Bauch getreten hat, gab das so ein richtig lautes, klatschendes Geräusch. Das hat meinem Mann immer Angst gemacht, der dachte dann, gleich platzt etwas. Aber sonst haben wir dieses Gestrampel und die kleinen Beulen schon sehr genossen.

Ich hatte mir von Anfang an einen Jungen gewünscht, und ich wußte auch, daß es einer wird. Das Baby war für uns von Anfang an ein »er« und hatte den Arbeitsnamen »Franz« wie unser heißgeliebter Teddybär. Die Namenssuche wurde dann sehr schwierig, wir haben uns dauernd anders entschieden. Drei Tage vor der Geburt habe ich dann noch mal das Namenbuch rausgeholt, und wir haben fünf Namen ausgesucht, die in Frage kamen. Endgültig wollten wir dann im Krankenhaus entscheiden. Und da waren wir uns dann auch sofort einig: Das war ein Justus, der da geboren wurde, ganz klar.

Ich habe die Schwangerschaft auch genossen und ganz bewußt einen Geburtsvorbereitungskurs gemacht, um mich auf das Kind einzustimmen, weil ich in der Praxis doch sehr eingespannt bin. Meinen Beruf habe ich da anfangs verschwiegen, weil ich dadurch immer gleich zum Außenseiter werde. Ich kam direkt nach der Arbeit dort an, etwas abgehetzt, da waren die meisten Frauen schon ewig da, das war für sie das Ereignis des Tages. Die hatten schon eine Stunde gequatscht und Tee getrunken, Gruppenbestellungen von Stillhütchen und Dammöl organisiert, und ich dachte nur, ich kann so etwas einfach nicht. Die fragten dann auch: »Warum kommst du denn immer so knapp?«, und wenn ich gesagt habe: »Ich komme von der Arbeit«, dann hieß es: »Bist du bekloppt, warum arbeitest du denn noch, du kannst dir doch einen Gelben holen und dich krank schreiben lassen, ist doch kein Problem.« Die waren nur noch schwanger und hatten eine Einstellung zur Arbeit, die ich nicht teilen konnte. Als sie erfahren haben, was ich mache, bin ich sofort in einer Schublade gelandet. Darunter habe ich auch gelitten.

Sonst aber war der Vorbereitungskurs sehr schön, besonders das Schwimmen am Schluß. Das habe ich dann noch in unserem Pool im Garten fortgesetzt. Zu den letzten Terminen kamen auch die Männer. Aber mein Mann und ich, wir fühlten uns da völlig deplaziert. Die anderen Paare unterhielten sich hauptsächlich über die perfekte Kinderzimmerausstattung, Wickelkommoden und Wiegen, das wollten wir alles nicht.

Wir waren mit den Anschaffungen und Vorbereitungen relativ lange ziemlich cool und haben überhaupt nichts unternommen. Als die Frauenärztin dann vier Wochen vor dem Termin meinte, das Köpfchen sei ja schon unten, und jetzt könne es jeden Tag losgehen, da haben wir einen Schreck bekommen, denn es war nichts vorbereitet. Wir sind nach Hause gefahren und haben nachts per Fax bei einem Baby-Versand lauter Müll bestellt, irgendein komisches Fläschchensystem.

Wir haben während der ganzen Schwangerschaft alles so weitergemacht, wie wir sonst auch leben. Wir haben einfach wenig Zeit, und die wollen wir nicht in irgendwelchen Babymärkten vertrödeln. Wir haben das eher vom praktischen Gesichtspunkt aus organisiert, es sollte alles ganz normal sein. Wir haben ein Kinderbett, in dem schon drei Kinder geschlafen haben, und den Kinderwagen habe ich gebraucht über eine Zeitungsanzeige gekauft.

Da ich keinen so dicken Bauch hatte, haben viele bis zum Schluß gar nicht gemerkt, daß ich schwanger war, und es hat mir großen Spaß gemacht, es auch unseren Freunden nicht zu sagen. Als die uns dann nach einiger Zeit mal wieder besucht haben, haben sie sich gewundert, was da für ein Kind bei uns ist.

Ich habe es aber auch deswegen verheimlicht, weil ich noch immer keine Lust hatte auf die Fragereien: »Wie machst du das mit der Praxis?« Ich selbst hatte noch ein bißchen Angst davor, wie das sein würde. Das Dumme ist, daß man überhaupt nicht einschätzen kann, wie das Kind wird, wie die Zeit danach wird, wie lange man braucht, bis man wieder fit ist, und wie man dann den Alltag organisiert. Das sagt einem keiner, und das steht auch nirgendwo geschrieben, denn es ist ja auch eher normal, erst mal zu Hause zu bleiben. Für mich waren das alles Unsicherheitsfaktoren, Dinge, die ich überhaupt nicht planen konnte, doch mein Beruf besteht ja zum großen Teil aus Terminen und Planen. Ich mußte das einfach so hinnehmen, und das habe ich dann auch. Aber ich hatte keine Lust, mich dauernd zu rechtfertigen und darlegen zu müssen, wie ich es dann machen würde.

Ab der 34. Woche wurde es langsam ungemütlich, aber ich wollte mir nicht eingestehen, daß es körperlich bergab ging. Ich hatte ziemlich geschwollene Füße, die habe ich gekühlt, und dann war es nicht so schlimm. Ich wollte mit so etwas auch nicht zur Frauenärztin, ich hatte Angst, daß die mich lahmlegt, und im Endeffekt ging es mir bei der Arbeit immer noch am besten.

An den Tagen kurz vor der Geburt, als die körperliche Belastung immer größer wurde und ich nur noch wenige Stunden arbeiten konnte, habe ich bei der Arbeit kaum was gemerkt, aber kaum war ich zu Hause, ging es mir schlecht, und alles war mir lästig. Das war die ganze Schwangerschaft hindurch so, mit meiner Arbeit konnte ich mich prima ablenken. Mein Mann war manchmal sauer, wenn ich zuviel gearbeitet habe oder zu lange, vor allem in den Wintermonaten, als die Leute Schlange standen, aber irgendwie lief alles bestens, und ich wußte von Anfang an, daß alles glatt laufen würde.

Vor der Geburt hatte ich keine Angst. Ich hatte sie mir zwar nicht so vorgestellt, wie sie dann war, aber ich hatte ein gutes Gefühl. Es war ganz gut, daß wir die Kreißsäle vorher besichtigt hatten, die hatte ich mir viel schlimmer vorgestellt. Das sah gar nicht aus wie Krankenhaus. Wir haben auch so einen Informationsabend mitgemacht und fanden beide abartig, daß manche Paare mit Ordnern voller Klinikprospekte da angerückt waren und was die alles wissen wollten.

Ich habe bis zum letzten Tag gearbeitet. Der dicke Bauch hat alle Patienten fasziniert, und jede Mutter erzählte mir in aller Ausführlichkeit ihr Geburtserlebnis, so daß alle meine Mitarbeiterinnen, die noch keine Kinder hatten, richtig Angst davor bekamen. Aber ich hatte keine Angst, ich habe das irgendwie verdrängt. Ich habe in meinem Kinderglauben gedacht, es tut kurz weh, und dann ist alles vorbei. Ich hatte nur Angst davor, daß es in der Praxis während der Arbeit losgehen könnte.

Ich habe mich bemüht, mir die Geburt so bequem wie möglich zu gestalten. Eine Patientin hat mir eine Beleghebamme empfohlen, die mich vorher und nachher betreut und die bei der Geburt dabei ist. Das ist das Beste, was man machen kann. Meine Hebamme hat viel Erfahrung, arbeitet gut mit den Ärzten im Krankenhaus zusammen, sie fragt einen nach Vorlieben, ob der Partner mitkommen möchte oder wie man entbinden will. Das hat mich alles sehr beruhigt, ich hatte viel Vertrauen.

Es war mir angenehm, daß mein Mann bei der Geburt dabei war, aber ich hätte es auch anders akzeptiert. Er sollte mich aber nicht irgendwie festhalten oder streicheln oder so etwas. In Extremsituationen will ich nicht angefaßt werden, das kann ich nicht ertragen.

Ich wollte auf keinen Fall eine PDA. Ich hatte große Angst davor, daß mir jemand eine Nadel in den Rücken sticht. Lieber als so eine Narkose und das Gefühl, gelähmt zu sein, wollte ich alles ertragen. Rücken ist für mich eine Tabu-Zone. Dann lieber die Schmerzen. Ich war später aber doch sehr überrascht, wie heftig Schmerzen sein können.

Ich hatte auch nicht vor, gleich bei der ersten Wehe ins Krankenhaus zu rennen, ich wollte so spät wie möglich da hin. Wobei ich das natürlich nicht einschätzen konnte, aber dabei hilft ja die Beleghebamme. Ich wollte im Krankenhaus bleiben, bis ich Sicherheit hatte mit dem Stillen, denn davon hatte ich ja überhaupt keine Ahnung, aber ich wollte auf jeden Fall ein Einzelzimmer.

Der Kopf des Babys lag schon längere Zeit ziemlich tief im Bekken, und das war so ein seltsames, unangenehmes Gefühl. Wie so ein Korken, der in einer Flasche steckt und immer hin und her tanzt. Dann der typische Druck auf die Blase, und alles fühlte sich so kompakt an und unangenehm. Aber dieses Hopsen war das Unangenehmste.

Zwei Tage vor dem errechneten Termin – es war mein freier Tag – saß ich zu Hause und habe die ganze Zeit nur gegessen, so als ob ich mich auf die Geburt vorbereiten würde. Ich saß auf der Couch und habe den Fernseher eingeschaltet, ich fühlte mich wie in einer Warteschleife, ich wußte einfach nichts mit mir anzufangen. Ich habe es gehaßt, daß ich frei hatte.

Der Grund, daß ich mich so schlecht fühlte, war aber nicht meine Ungeduld, sondern waren die Reaktionen der Patienten. Die waren oft ziemlich entsetzt, wenn sie meinen dicken Bauch sahen, und fragten ständig: »Wie lange wollen Sie denn noch arbeiten, und meinen Sie nicht, daß es jetzt gleich losgeht?« An diesem Tag kam am späten Vormittag auch dieses sogenannte »Zeichnen«, dieser kleine Blutfleck, der die Geburt ankündigt. Ich habe in meinen schlauen Büchern nachgelesen und mich damit beruhigt, daß da stand, es könne dann immer noch bis zu zwölf Tage dauern, und ging nachmittags noch mal in die Praxis. Ich hatte ganz bewußt noch ein paar Patienten bestellt.

Das Ziehen im Rücken habe ich so hingenommen, schließlich zog es inzwischen irgendwie überall. Meine letzte Patientin hatte selbst zwei kleine Kinder und war sehr nett, sie meinte dann auch, daß es doch bald losgehen müsse. Da habe ich ihr von dem Blutfleck erzählt, und sie sagte: »Warten Sie ab, heute nacht ist es soweit.« Ich dachte nur: »Ach nee, wird schon nicht.« Aber ich hatte

Angst, daß ich gleich in der Praxis einen Blasensprung haben könnte, das wäre mir unangenehm gewesen vor meinen Mitarbeitern und den Patienten, und dann wollte ich auch, daß mein Mann dabei ist, wenn es losgeht. Das war einfach so eine intime Sache, die nicht hierher gehörte. Ich wollte auch unbedingt frisch geduscht ins Krankenhaus gehen, ich hatte keine Lust, nach einem langen Arbeitstag verschwitzt und schmutzig dort anzukommen. Es war für mich wie ein Zwang, vorher noch unbedingt zu duschen. Das liegt aber daran, daß eine Freundin von mir, die gerade ihren Facharzt in Gynäkologie macht, sich mal furchtbar darüber aufgeregt hat, daß die meisten Frauen, die ins Krankenhaus kommen, so schreckliche Zehen und Füße hätten und so ungepflegt seien.

Mein Mann sagt, daß ich dann abends zu Hause sehr muffig war, kaum gesprochen habe und auf einem Platz saß, auf dem ich sonst nie sitze. Gegen halb eins gingen wir ins Bett, und ich hatte noch Angst, daß ich die ersten Wehen vielleicht verpasse, denn ich wußte ja nicht, wie sich das anfühlt.

Ich hatte mittlerweile ein starkes Ziehen im Rücken, das kam alle neun Minuten. Ich dachte, das kann doch nicht wahr sein! Mit Schlafen wird das heute wohl nichts. Aus dem Bett nebenan die Frage: Ist was?

Die Hebamme hatte gesagt, wenn man meint, daß es losgeht, soll man sich in ein warmes Bad setzen und sehen, ob das Ziehen wieder weggeht. Um halb zwei lasse ich also ein Bad ein. Die Hebamme will ich erst anrufen, wenn ich mir ganz sicher bin. In der Badewanne ist alles wie weggeblasen. Na, Gott sei Dank. Irgendwie habe ich auch keine Lust, ich will schlafen. Kaum steige ich aus der Wanne, werden die Schmerzen richtig heftig und kommen alle fünf Minuten. So, jetzt geht's wohl doch richtig los. Ich sage das auch meinem Mann und rufe die Hebamme. Mit ihrer optimistischen Stimme fragt sie mich gleich, ob wir uns in der Klinik oder lieber zu Hause treffen wollen.

Sie kommt erst mal zu uns, strahlt ganz viel Ruhe und Gelassenheit aus. Sie untersucht mich und meint: »Wenn Sie es schaffen, gehen Sie noch ein bißchen spazieren, und wenn Sie dann um vier Uhr immer noch Wehen haben, rufen Sie mich an, dann komme ich wieder.« Wir gehen also spazieren. Es ist nach zwei, und außer uns sind nur Hundebesitzer und alkoholisierte Leute unterwegs. Wir kommen auch nicht weit, denn ständig sitze ich in der Hocke vor irgendwelchen Laternen. Ist das peinlich! Wir gehen wieder nach Hause, und ich beschließe, mir noch mal die Haare zu waschen, damit ich da bloß sauber erscheine, gebadet habe ich ja schon.

Um vier sind die Wehen schon heftiger, die Hebamme kommt wieder, und der Muttermund ist zwei Zentimeter offen. Sie meint, daß wir uns jetzt auf den Weg ins Krankenhaus machen sollten. Sie fragt, ob ich mir zutraue, zu Fuß zum Krankenhaus zu gehen, das sind so etwa zehn Minuten, um das Ganze noch zu beschleunigen.

Wir schicken meinen Patienten, die ich für morgen bestellt habe, noch schnell ein Fax, daß das mit dem Termin nichts wird, dann reiße ich mich zusammen, und wir marschieren los. Mein Mann trägt die Tasche, es geht über Wiesen und Felder. Wir bleiben dauernd stehen, ich sitze in der Hocke, aber irgendwann kommen wir an. Kurz vor dem Krankenhauseingang gibt es einen riesen Platsch, die Fruchtblase platzt, und meine beige Hose ist von oben bis unten naß. Ich sehe aus wie ein Ferkel und bin total genervt. Aber irgendwann ist das dann auch völlig egal. Die Hebamme empfängt uns mit einem strahlenden Lächeln. Jetzt ist es fünf, und es geht richtig los.

Während der Wehen atme ich laut. Ich bin erschüttert über die Stärke der Schmerzen. Ich hätte nicht gedacht, daß sich das so steigert.

Ich will auf keinen Fall einen Einlauf haben, das wird auch so akzeptiert. Anfangs dachte ich, »oh, Gott, wenn man dann meine Ausscheidungen sieht«, das wäre mir sehr peinlich. Dazu kommt noch, daß viele der Leute, die hier arbeiten, auch meine Patienten sind, und da wäre so etwas besonders unangenehm. Aber ich habe lange Zeit nichts mehr gegessen, und um mich herum sind nur Fremde.

Als ich kurz vor sechs in die Wanne gesteckt werde, da denke ich schon, also mehr geht nicht. Das ist so heftig, das kann einfach nicht wahr sein. Durch alle Wände hindurch hört man das Schreien einer Frau. Das zieht mich völlig runter. Anfangs, als ich selber noch frisch war, habe ich gedacht: »Mann, stellt die sich an, muß die denn so schreien?« Aber jetzt halte ich mir die Ohren zu, ich kann dieses Schreien nicht ertragen, weil so die Angst in mir auch immer größer wird. Als ich aus der Wanne steige, ist der Muttermund neun Zentimeter offen. Ich denke, klasse, jetzt aus der Wanne raus, dann macht es plopp, und dann ist alles geschafft. Daß sich jetzt noch ein richtiges Drama abspielen wird, darauf bin ich nicht vorbereitet.

Als wir in den Kreißsaal kommen, sitzt da die Frau, die vorhin so geschrien hat, selig grinsend mit ihrem Neugeborenen im Arm. Ich bin neidisch. Ich frage mich, ob ich jetzt auch so schreien muß, und ich habe nun wirklich Angst – Angst vor den Schmerzen. Wir sind in so einem Ökosaal, in den alle vom Vorbereitungskurs reinwollten. Mir ist das ziemlich egal. Ich soll mich auf das Bett legen. Der Chefarzt ist mehr für Liegen, die Hebamme mehr für Stehen oder Sitzen, zum Beispiel auf einem Gebärhocker. Ich mache, was sie mir sagen, ich bin dankbar dafür, daß mir gesagt wird, was ich tun soll.

Es ist halb sieben, die Wehen sind unerträglich, aber alle stehen nur einfach ungerührt um mich herum – es sind fast alles Männer – und unterhalten sich über irgend etwas, während ich da vor mich hin leide. Mir wird kein Schmerzmittel oder so etwas angeboten, das finde ich ganz schön frech. Anfangs hat mir die Hebamme ein Schmerzmittel geben wollen, aber da wollte ich noch nichts, und jetzt würde es wahrscheinlich den Ablauf hemmen. Es läuft ja für eine Erstgeburt auch alles relativ rasch, dafür ist es aber besonders schmerzhaft. Im nachhinein ist mir das lieber so, als dreißig Stunden vor sich hin zu krepeln. Aber so kann ich im Moment nicht denken.

Ich habe die Situation nicht mehr unter Kontrolle, niemand sagt mir, wie lange es jetzt noch dauert, und ich frage mich, wie sehr die Schmerzen sich noch steigern werden. Als mein Mann eine riesige

Tasse Kaffee bekommt, ahne ich, daß es nicht schnell vorbei sein wird, aber niemand macht irgendwelche Zeitangaben. Das nervt mich, und ich bin unheimlich sauer. Wüßte ich, es dauert noch eine Stunde, dann würde ich mich an der Uhr festkrallen und das irgendwie durchstehen, aber daß da jetzt noch so ein unendliches Meer von Wehen kommt und kein Ende in Sicht, das ist einfach zuviel.

Es dauert noch zwei Stunden, und die sind extrem scheußlich. Ich bin überrascht, daß sich das noch einmal dermaßen steigert. Ich versuche, mich in den Wehenpausen zu erholen. Ich begreife überhaupt nicht, wann der Übergang zu den Preßwehen ist. Und zum Schluß, beim Pressen, habe ich auch regelrechte Aussetzer. Einige Momente fehlen mir richtig, ich kann mich auch an Justus' ersten Schrei nicht erinnern.

Beim Pressen reiße ich ziemlich heftig nach innen auf, weil der Kopf gleichzeitig mit dem Ellenbogen kommt. Dieser Riß ist für mich so richtig das Aus. Das ist ein so tiefer Schmerz, das tut furchtbar weh und blutet sehr stark. Ich habe vor Schmerz keine Wehen mehr, aber das Kind steckt noch halb in mir drin. Ich wimmere, daß das so weh tut, und die stehen alle völlig ungerührt um mich herum und warten. Ich habe mir vorgestellt, daß das wie bei einer Maschine alles ganz automatisch abläuft, wenn es erst mal in Gang kommt. Ich dachte, daß das Kind dann ganz von alleine kommt, ich wußte nicht, daß ich da noch so viel machen muß und daß das Kind einfach steckenbleibt, wenn man nicht mehr preßt.

Da ist dieser Schmerz, das Kind steckt noch halb drin, und ein paar Minuten passiert einfach nichts. Das ist ein absolut blödes Gefühl, und ich habe jetzt einfach keine Lust mehr mitzumachen. Ich bin völlig demotiviert. Ich habe Angst, daß es, wenn ich jetzt noch einmal drücke, wieder so weh tut. Ich denke nicht mehr an Geburt oder das Kind, ich denke nur noch an Folter. Mein Leben zieht noch einmal an mir vorbei, ich habe mit allem abgeschlossen.

Die Hebamme beruhigt mich, und die Wehen kommen wieder. Ich habe auch Angst, daß ich da ewig so rumliegen muß. Mein

Mann ruft »Guck mal, du hast es gleich geschafft, der Bauch ist schon weg«, und es ist tatsächlich so, daß schon alles nach unten gerutscht ist. Das motiviert mich wieder. Ich denke, na gut, gibst du eben noch mal Gas, und stelle mir vor, daß ich dann bis zum Rücken hoch aufreiße, wie ich das auf einem Foto in einem dieser Bücher gesehen habe, aber Hauptsache, es ist dann endlich alles vorbei.

Ich drücke und presse also noch mal, aber ich denke nicht mehr daran, daß ich gerade ein Kind bekomme. Auf einmal macht es plopp, und es kommt endlich raus. Oh, Gott, jetzt krieg ich auch noch ein Kind!

Die ersten zwei, drei Minuten ist mir das Kind völlig egal. Es ist so lila und so naß und überhaupt nicht schön, ich habe überhaupt keinen Bezug zu ihm und denke nur, jetzt hast du auch noch ein Kind. Ich bin nur froh, daß es endlich vorbei ist.

Auf einmal breitet sich im ganzen Raum so eine selige Atmosphäre aus. Das Licht ist ganz mild, Sonnenstrahlen fallen ins Zimmer, ein schöner Augustmorgen. Da beginnt auch für mich wieder das Leben.

Ich bin neugierig und gespannt, wie mein Sohn aussieht, und sehe ihn mir zum ersten Mal richtig an. Ich habe einen kleinen blonden Jungen erwartet, und der hier hat so abstehende schwarze Haare. Er sieht witzig aus, ich finde ihn einfach süß und habe ihn gleich lieb. Ich lege ihn an, aber er will nicht trinken. Daß da etwas in meinem Bauch war, habe ich die ganze Zeit gespürt. Aber daß dann so ein ganzer, schöner Mensch rauskommt, das ist einfach ein Wunder.

Mich hat alles an ihm fasziniert, und ich war sehr stolz, so etwas Wunderbares produziert zu haben. Das hat auch alles davor wettgemacht, dafür würde ich das noch hundert Mal durchstehen. Ich hätte nie gedacht, daß es da soviel Glück, soviel Freude und soviel Gefühl geben kann. Es war natürlich auch eine neue Situation, daß da jetzt immer jemand da ist und wir nicht mehr alleine sind, aber ich fand es von Anfang an schön.

Obwohl an diesem Morgen auf der Entbindungsstation die Hölle los war – es war eine Vollmondnacht, und die Hebamme hatte parallel vier Geburten betreut –, wurden wir erst einmal eine ganze Weile allein gelassen und konnten uns in Ruhe mit unserem Kind vertraut machen. Mein Mann hat unseren Sohn auch gleich genommen und gefragt, ob er ihn wickeln darf. Er hat ihn versorgt, und die Hebamme war froh, daß sie sich um andere Geburten kümmern konnte.

Dann kam das Nähen dran. Das war noch sehr unangenehm, es dauerte über eine Stunde und war unnötig grob. Als Ärztin weiß ich, daß man das auch anders machen kann, aber ich war zu matt, um mich zu wehren. Beim nächsten Mal werde ich mir das nicht mehr so gefallen lassen.

Mein Mann hatte Justus die ganze Zeit im Arm, als ich medizinisch versorgt wurde, und er war selig, weil Sohnemann ihn die ganze Stunde angelächelt hat, sagt er. Das fand er entzückend.

Als alles vorbei war, war ich froh über das Einzelzimmer. Daß ich die Tür zumachen konnte und wir erst mal Ruhe hatten. Auch wenn man Verwandte anruft und denen alles erzählt, hätte mich sehr gestört, wenn jetzt noch jemand Fremder mitgehört hätte im Zimmer, denn so eine Geburt ist ja doch etwas sehr Intimes.

Am dritten Tag – da ging es mir sowieso nicht so gut – wurde ich mehrfach gefragt, ob ich mein Einzelzimmer nicht aufgeben könnte und noch eine Frau mit reinnehmen würde, weil es zu dieser Zeit diesen irren Ansturm gab. Obwohl ich sonst in solchen Sachen nicht so hart bin, wollte ich das einfach nicht. Ich fand, das war deren Problem. Ich wollte mich auf mein Kind konzentrieren, und es war mir auch wichtig, daß das Kind immer bei mir war, auch nachts, wenn es geschrien hat. Das war zwar sehr anstrengend, aber ich wollte sofort und komprimiert mit allen Problemen konfrontiert werden. Ich wußte, ich würde nicht viel Zeit ausschließlich mit dem Kind verbringen können, und da sollten die Bedingungen so optimal wie möglich sein, um einen guten Kontakt aufzubauen.

Justus hat in der ersten und zweiten Nacht nur geschrien. In der dritten war er endlich ruhig, da hätte ich schlafen können, aber da schwoll meine Brust so enorm an, daß ich aussah wie Dolly Dollar und die Nachtschwester schon fürchtete, daß jetzt auch noch Fieber und Schüttelfrost drohten. Ich habe die ganze Nacht mit Eisbeuteln, Rotlicht, Massagen und so einer gräßlichen Milchpumpe verbracht. Zum Schluß wurden dann unter größten Qualen zehn Milliliter Milch rausgequetscht und Justus aus einem Becher gegeben, damit er sich nur ja nicht an eine Nuckelflasche gewöhnt. Ich wußte, daß sie in diesem Krankenhaus großen Wert aufs Stillen legen und in dieser Hinsicht sehr motiviert sind, aber in den frühen Morgenstunden habe ich dann doch mal vorsichtig gefragt, ob das denn alles überhaupt noch Sinn habe, »Ja, natürlich«, hieß es da, »das lohnt sich«, und dann kam die Stillberaterin und hat auch noch an mir herumgeknetet. Da hatte ich dann irgendwie keine Lust mehr.

Justus hat in den ersten Tagen die üblichen 10 Prozent Gewicht abgenommen, und man machte sich langsam Sorgen, daß es noch mehr werden könnten. Und als ich dann an einem Punkt war, wo ich das Stillen fast aufgegeben hätte, funktionierte es auf einmal. Sie haben es mir geduldig beigebracht, und dann hat das auch geklappt.

Die ersten ein, zwei Wochen tat das Stillen sehr weh, und ich fand das alles auch etwas urtümlich, aber ich dachte, weil mein Mann schwerer Allergiker ist, ziehe ich das durch, so gut ich kann. Es hat funktioniert, aber Justus hat unendlich langsam getrunken und wollte alle zwei Stunden etwas haben. Ich konnte einfach nicht mehr, es war mörderisch anstrengend die ersten Tage.

Noch schlimmer als die Geburt war die Situation nach der Geburt mit dem Kind zu Hause. Auf einmal hatte ich meine Arbeit nicht mehr und den ganzen Tag nur noch dieses Geschrei. Ich war völlig kaputt von dem ganzen Streß. Ich habe zwar noch voll gestillt, aber wir hatten schon beschlossen, uns diesem Streß nicht mehr lange zu unterwerfen. Fläschchen und hypoallergene Babynahrung standen schon im Schrank. Mein Mann konnte dieses ganze Elend bald auch nicht mehr mit ansehen, daß ich nur noch mit freier Brust irgendwo auf der Couch hing, und meinte: »Jetzt probieren wir es einfach mal anders.« Und ich war auch froh darüber. Ab da habe ich dann zugefüttert. Alle um mich herum, auch in der Praxis, haben laut aufgeschrien, aber es hat mir das Leben schon sehr erleichtert.

Es ist erstaunlich, wie die Menschen um einen herum meinen, sich in alles einmischen zu müssen. Beim zweiten Kind würde ich es gleich so machen, wie ich es für richtig halte, und mich diesem Außendruck nicht so unterwerfen.

Ich hatte keine Vorstellung, was jetzt auf mich zukommt. Ich hatte immer gehofft, daß Justus ein sehr pflegeleichtes, viel schlafendes Kind wird, und ich hatte mich schon während der Schwangerschaft um die Unterbringung in einer Kita bemüht, aber ich habe gemerkt, daß das bei einem Säugling sehr schwierig ist. Ich habe dann einfach alles auf mich zukommen lassen und blieb ruhig. Es ging ja dann auch irgendwie.

Nach drei Wochen Ruhepause habe ich mir wieder einige Patienten einbestellt und das dann langsam gesteigert. Wir haben in der Praxis ein richtiges Kinderzimmer mit Wickelkommode, Bettchen und Spielzeug eingerichtet, und Justus kam im ersten halben Jahr mit zur Arbeit. Meine Mitarbeiter waren anfangs sehr irritiert, verschreckt, sie haben das erst mal sehr negativ gesehen, aber ich habe ihnen klipp und klar gesagt, daß es mich jetzt nur noch im Doppelpack gibt. Und entweder verkaufe ich die Praxis, und sie bekommen einen neuen Chef, oder sie müssen mich eine Zeitlang im Doppelpack akzeptieren. Ich würde das auch zu würdigen wissen und verzichtete bei meiner Arbeit gern ab und zu auf Ihre Assistenz, wenn ich wüßte, daß dafür das Kind gut versorgt wird.

Und dann haben sie ihn gefüttert und gewickelt und sind jeden Tag eine Stunde mit ihm spazierengegangen.

Wenn es mal ganz kritisch wurde, wenn Mitarbeiter krank und wir zu wenige waren, dann habe ich Patientinnen eingespannt. Es saßen immer irgendwelche Frauen im Wartezimmer, die mir sympathisch waren und die ich gefragt habe, ob sie Justus mal das Fläschchen geben könnten. Die haben sich darum gerissen, ihn zu tragen. Meine Mitarbeiter waren manchmal ganz schön genervt, denn viele Patienten gingen nicht zuerst zur Rezeption, wenn sie reinkamen, sondern stürmten sofort ins Kinderzimmer.

Es hat mich auch total überwältigt, was für eine Anteilnahme bei den Patienten da war. Wir wurden regelrecht mit Geschenken überschüttet, aber manchmal hat es auch ziemlich gestört, wenn beim Wickeln oder Stillen vier Frauen um mich herumstanden.

Meine Mitarbeiter sind mit der Aufgabe gewachsen und haben sich wacker geschlagen. Es gab auch sehr nette Szenen, zum Beispiel, als es losging mit dem ersten Karottenbrei und Justus den erst mal nicht wollte und wir alle verschmiert und karottig herumliefen. Das hat uns allen auch Spaß gemacht. Es war viel Streß, aber auch viel Freude.

Anfangs hatte ich natürlich auch Angst, ihn abzugeben. Das hat schon weh getan, wenn das Kind von jemand anderem gefüttert wurde. Ich hätte das gern selbst getan. Es hat mir auch leid getan, wenn er geschrien hat und ich nicht zu ihm konnte. Aber das hat sich mit der Zeit alles relativiert. Ich habe einfach gelernt, daß davon die Welt nicht untergeht und er mich trotzdem genauso lieb hat.

Mein Mann hat immer versucht, ihn so früh wie möglich, gleich nach seiner Arbeit, nach Hause zu holen. Die Hauptlast hing zwar an mir, aber ich war sehr froh über seine Unterstützung. Nachts wollte ich gar nicht, daß er aufsteht, da wollte ich mich um Justus kümmern. Da bin ich wie eine Glucke. Wahrscheinlich weil ich sonst so wenig Zeit für ihn habe.

Am schlimmsten war es dann, als ich erkennen mußte, daß es mit ihm in der Praxis nicht mehr ging. Da war er ein halbes Jahr alt. Er war sehr aktiv, hat wenig geschlafen und wollte dauernd beschäftigt werden. Ich hatte mir gewünscht, daß er bei mir bleibt, bis er ein Jahr ist, aber es war einfach aussichtslos. Die Zeit hier in der Praxis hat ihm aber nicht geschadet. Er ist sehr offen, er fremdelt nicht, auch wenn er sich jetzt mit einem Jahr schon aussucht, wen er mag und wen nicht. Aber wir mußten langfristig eine andere Lösung suchen.

Die Putzfrau der Praxis, Frau Santiago – sie war mir schon immer sehr sympathisch, sie ist Südamerikanerin und kommt aus einer kinderreichen Familie –, hatte sich als Kinderfrau angeboten. Dann kam der große Tag, als sie ihn zum ersten Mal hier abholte, erst mal nur für zwei Stunden. Ich weiß noch ganz genau, wie sie hier mit dem Kinderwagen rausfuhr und ich fast losgeheult habe – grauenhaft. Ich habe ihn aus dem Kinderwagen unters Auto fallen sehen, weil sie ihn anders reingesetzt hatte als ich, und lauter solche Sachen. Sie sagte, ich solle mich nicht aufregen, sie würde schon gut auf ihn aufpassen. Am nächsten Tag kam sie dann zu Justus nach Hause, und ich bin zehn Stunden in der Praxis geblieben. Es gab bis heute noch nie eine Träne. Justus liebt diese Frau heiß und innig, und er hat diese Rollenaufteilung auch kapiert. Er weiß, daß es Papa und Mama gibt und Frau Santiago. Das klappt sehr gut.

Die Zeit, die ich zu Hause bin, ist jetzt wahnsinnig intensiv. Es ist alles durchorganisiert, ich arbeite effektiver und bin möglichst pünktlich. Früher habe ich mich nach zehn Stunden Arbeit mit meinen Mitarbeitern erst mal hingesetzt, etwas getrunken und über das eine oder andere noch mal geredet. Das geht jetzt nicht mehr. Jetzt denke ich, gleich ist Zeit für den Abendbrei, und ich muß schleunigst nach Hause.

Jede Sekunde, die ich frei habe, verbringe ich mit Justus. Ich frage mich jetzt, was ich eigentlich früher an den Wochenenden gemacht habe. Ich genieße sogar die Knatschtage. Wir haben auch kleine Rituale morgens, wenn er wach wird. Das ist so nett, und das gibt mir auch so viel, trotzdem freue ich mich auch, wenn ich bei meiner Arbeit bin. Ich möchte gerne beides haben. Es tut mir teilweise auch weh, von ihm wegzufahren, aber wenn ich dann wieder in der Praxis bin, macht mir das auch Freude, und dann ist es wieder o.k.

Ich muss auch arbeiten, um die Praxis zu bezahlen, und Patienten habe ich so viele, daß ich Tag und Nacht arbeiten könnte. Aber ich habe das Gefühl, die Praxis und das Kind – das funktioniert.

Viel Kritik kommt allerdings von Frauen mit kleinen Kindern, die nicht arbeiten und zu Hause bleiben. Manche fühlen sich schon damit völlig überlastet und fragen mich: »Wie schaffst Du das nur?« Es ist ja nicht so, daß ich mich nicht um mein Kind kümmere, aber den ganzen Tag nichts anderes machen, das will und kann ich nicht. Ich setze mich einfach über solche Vorwürfe hinweg, ich habe keine Lust, mich davon unterkriegen zu lassen. Irgendwie haben manche Menschen nicht die nötige Toleranz, einen anderen Lebensstil zu akzeptieren, und manchmal tröste ich mich damit, daß sie vielleicht etwas neidisch sind, denn eigentlich klappt es bei uns ja ganz gut. Und wenn es mal gar nicht anders geht, dann sag ich halt alle Termine ab und bleibe bei Justus zu Hause. Das geht zur Not immer.

Das Kind ist das Allerwichtigste, dafür würde ich alles andere aufgeben. Es ist der Fokus des Lebens. Ich hätte nicht gedacht, daß das so ist, daß es noch einmal so eine Steigerung von Gefühl geben kann. Justus ist so süß und macht uns soviel Freude. Und es wird immer noch mehr. Es ist unglaublich.

Aber ich passe auf, daß ich ihn nicht zum Prinzen küre, nur weil ich so wenig Zeit habe. Ich versuche, das richtige Maß zu finden und konsequent zu sein. Er soll möglichst normal und nicht irgendwie privilegiert aufwachsen.

Jetzt bin ich wieder schwanger. Nicht ganz geplant, aber gewünscht. Ich weiß genau, daß es nicht einfach werden wird, es wird bestimmt stressig mit zwei Kindern, aber dadurch, daß wir finanziell gut abgesichert sind, werden wir auch immer eine passende Betreuung finden. Diesmal werde ich das Kind aber schon früher abgeben. Mit Justus habe ich die Angestellten zu lange gequält. Und dummen Sprüchen kann ich auch besser entgegentreten, da bin ich jetzt trainiert. Diesmal sehe ich das alles gelassener.

Wir wollten in einem halben Jahr heiraten, der Termin stand schon fest, und das Hochzeitskleid hing im Schrank. Ich habe die Pille abgesetzt, denn wir wünschten uns auch bald ein Baby. Vier Wochen später bekam ich starken Durchfall, und dann wurde mir furchtbar schlecht. Ich dachte, ich habe eine Salmonellenvergiftung, ich wäre nie auf die Idee gekommen, daß ich schon schwanger sein könnte. Meine Ärztin glaubte auch nicht an eine Schwangerschaft, aber vorsichtshalber machten wir einen Test.

Daniel, mein Mann, erzählte später, daß die Sprechstundenhilfe ihn gleich nach dem Test vielsagend angegrinst habe. Es waren keine Salmonellen, ich war tatsächlich schwanger. Da waren wir erst mal platt.

Wir haben uns auch gefreut, denn ein Baby war ja geplant, aber es sollte eigentlich noch nicht jetzt kommen. Wir hatten noch keine gemeinsame Wohnung, und ich habe ausgerechnet, daß ich zur Hochzeit dann schon fast im 6. Monat bin, und habe mich gefragt, wie dick werde ich da sein? Wir machten uns auch Sorgen, ob die Schwangerschaft normal verläuft, wenn alles so schnell geht, ob dann auch alles richtig funktioniert.

Die Schwangerschaft wurde eine richtige Berg- und Talfahrt. Teilweise war es sehr schrecklich. In den ersten vier Wochen ging es mir richtig schlecht. Ich habe von morgens bis abends nur gebrochen. Ich habe nichts anderes gemacht, als mich vom Bett zur Toilette, von der Toilette auf die Couch und wieder zur Toilette zu schleppen. Ich habe alles erbrochen, was ich gegessen habe, auch das Selbstgekochte, das mir Freunde extra gebracht haben. Ich habe in der Zeit fünf Kilo abgenommen und mußte zum Schluß sogar Medikamente nehmen, damit ich nicht zuviel abmagerte. An das Kind konnte ich in dieser Zeit noch gar nicht denken, ich war ganz und gar mit meinem furchtbaren Zustand beschäftigt. Ich hatte nur Angst, es deswegen vielleicht zu verlieren. Aber je mehr ich aus mir herausgegeben habe, desto mehr habe ich gemerkt, dieses Kind bleibt bei mir, dieses Kind gehört zu mir.

Daniel hat mir dann ein Schwangerschaftsbuch gekauft, da habe ich erfahren, daß die Übelkeit durch ein bestimmtes Hormon verursacht wird, das in den ersten drei Monaten produziert wird und dann wieder verschwindet. Und wirklich, auf den Tag genau am 70. Tag war es von einer Minute auf die andere vorbei. Ich konnte wieder essen, und ich konnte wieder aufatmen.

Bald nach Ende der Übelkeit spürte ich die ersten Bewegungen in meinem Bauch. Das war toll. So ein Gefühl, als schwimme ein Fisch durch mich durch. Da schwimmt ein Fisch und schlägt ein bißchen gegen meine Bauchdecke. Ich wußte auch ganz genau, das ist kein Bauchgrummeln, sondern das ist jetzt etwas anderes. Ich liebte diese Bewegungen in meinem Bauch. Später, als das Baby anfing, richtige kleine Beulen zu machen, haben wir es »Baby Bub« genannt.

Die Ultraschalluntersuchungen gaben mir das Gefühl, daß es meinem Kind gutgeht. Meine Ärztin hat gesagt, »alles dran«, und ich konnte sehen, wie das Blut durchs Herz und Gehirn fließt, daß alle Finger und alle Zehen da sind, und auch noch, daß es ein Mädchen wird. Das hat mich alles sehr beruhigt.

Seit Ende der Übelkeit ging ich auch wieder arbeiten. Es war angenehm, dicker zu werden, und es ging mir richtig gut. Mein Chef hat die Schwangerschaft positiv aufgenommen und sich mit mir gefreut. Auf meiner Dienststelle arbeiteten damals fast nur Frauen, die nicht verheiratet waren und keine Kinder hatten. Als ich dann bald in meiner Latzhose mit meinem Bauch ankam, da waren sie ganz schön neidisch. Das habe ich richtig genossen. Ich war stolz auf meinen Bauch. Abgesehen von drei Wochen Urlaub für die Hochzeit und die Hochzeitsreise habe ich voll gearbeitet. Das hat mir überhaupt nichts ausgemacht, es ging wunderbar. Ich habe auch keine Ruhepausen eingelegt, sondern so richtig durchgepowert.

Ende des 5. Monats bekam ich plötzlich ganz schlimme Schmerzen in der Leistengegend. Ich konnte dann nicht mehr aufrecht stehen, ich habe mich nur noch auf dem Boden gekrümmt, und nach ein paar Minuten hörte es genauso plötzlich wieder auf. Meine Ärztin war ratlos, denn meine Blut- und Eiweißwerte usw. waren alle in Ordnung. Sie hat mich zuerst zum Internisten, dann zum Neurologen geschickt. Der meinte, das sei eine Nervenentzündung, und wollte mir starke Schmerzmittel verschreiben. Aber die wollte ich wegen des Babys nicht nehmen. Das mußt du jetzt aushalten, habe ich mir gesagt. Aber weil ich jetzt wußte, was ich hatte, war das für mich nicht mehr so schwierig. Nach vier Wochen war der Schmerz auf einmal verschwunden.

Statt dessen ging es dann los mit den Schwellungen: Wasser in meinem Gesicht, in meinen Händen und ganz schlimm in meinen Beinen. Das waren richtige Elefantenbeine, und ich hatte das Gefühl, meine Füße platzen gleich. Aber trotz der dicken Beine war ich nicht unbeweglich, im Gegenteil, ich war geradezu rastlos und bin die ganze Zeit herumgelaufen. Eigentlich fühlte ich mich richtig gut, und ich hatte auch noch unheimlich viel Energie. Trotzdem ist es mir nicht schwergefallen, meine Arbeit zu verlassen, denn meine Dienststelle sollte aufgelöst werden, und ich hätte sowieso etwas Neues machen müssen.

Die Sachen für das Baby habe ich mit Daniel zusammen ausgesucht, das hat uns viel Spaß gemacht. An einem Tag haben wir das Bettchen, den Kinderwagen und den Autositz geholt, und dann waren wir noch einmal Babykleidung kaufen. Ein paar Sachen habe ich auch geliehen bekommen, das war dann erst mal genug.

Wir besuchten auch zusammen einen Geburtsvorbereitungskurs. Das war interessant und lustig. Die Geburt wurde anhand einer Puppe erklärt, die in einer gehäkelten Gebärmutter steckte. Wir haben Erfahrungen ausgetauscht und Entspannungsübungen gemacht, oder jede hat zum Beispiel mal beschrieben, wie sie sich eine Wehe vorstellt. Schön war das. Drei Monate nach der Geburt haben wir uns noch einmal getroffen und uns unsere Babys gezeigt. Aus dieser Zeit habe ich auch noch eine Freundin, die ich öfter sehe.

Ich wollte mein Kind im Krankenhaus bekommen und auch nach der Geburt dableiben. Ich hatte noch nie schlechte Erfahrungen mit dem Krankenhaus gemacht, und ich wollte mich nach der Geburt erst mal ausruhen und die neue Situation kennenlernen, bevor ich mit dem Kind nach Hause gehe. Es sollte sich alles langsam entwickeln.

Vier Wochen vor der Geburt ahnte ich: Das wird ein Kaiserschnitt. Zwei Wochen vor dem errechneten Termin bekam ich wieder starke Schmerzen, diesmal unterhalb der Brust, auf Magenhöhe. Wieder verschwanden die Schmerzen nach ein paar Minuten. Ich wußte genau, das war keine Wehe. Zwei Tage vor Weihnachten war ich noch einmal zur Untersuchung bei meiner Frauenärztin. Bis auf das viele Wasser in meinen Beinen war alles o.k., und ich sollte das andere erst mal beobachten. Über Weihnachten waren die Schmerzen gerade noch auszuhalten, aber dann wurde es immer schlimmer. Am 30. Dezember, einen Tag vor dem errechneten Geburtstermin, wurden die Schmerzen unerträglich, und ich mußte ins Krankenhaus.

Um fünf Uhr morgens werde ich wach und bleibe gleich liegen, gekrümmt vor Schmerzen. Ich habe wahnsinnige Schmerzen, und diesmal gehen sie nicht mehr weg. Um acht Uhr wecke ich Daniel: »Du mußt mich jetzt ins Krankenhaus fahren, ich kann nicht mehr.« Um kurz nach neun sind wir da, aber der Chefarzt hat gerade keine Zeit, und ich werde zuerst in den Kreißsaal geschickt. Dort soll ein CTG geschrieben werde, um zu sehen, was los ist. Ich habe keine Angst. Ich habe das Gefühl, jetzt bin ich gut aufgehoben, und jetzt passiert endlich was. Ich werde endlich erfahren, was los ist und woher diese Schmerzen kommen.

Das CTG zeigt keine Wehen, und die Hebamme vermutet, daß die Schmerzen von der Leber kommen. Es wird ein Bluttest gemacht. Dann bittet mich der Chefarzt in sein Zimmer, allein. Behutsam erklärt er mir, daß ich eine Schwangerschaftsvergiftung habe. Mein Körper kann die Schwangerschaft nicht mehr verarbeiten, und das Kind muß so schnell wie möglich raus. »Ich werde jetzt entweder die Geburt einleiten oder einen Kaiserschnitt machen müssen«, sagt er, aber es muß sofort etwas passieren.

Ich bin erleichtert. Ich bin regelrecht high, so als hätte ich irgend etwas eingenommen. Jetzt passiert es, endlich geht es los, denke ich. Ich werde meinen dicken Bauch los, und ich werde diese Schmerzen los. Ich denke gar nicht daran, jetzt wird mein Kind da sein, sondern erst einmal nur, ich werde endlich diesen Zustand los.

Ich gehe raus zu meinem Mann, der auf mich wartet: »Daniel, es geht jetzt gleich los, sie müssen die Geburt einleiten, das Kind muß sofort raus.« Er sieht mich groß an und wird ganz blaß: »Wie? Was? Ich wollte jetzt in die Arbeit fahren.« – »Nein, du mußt jetzt hierbleiben.« Ich gehe kurz zur Anmeldung und dann sofort zurück in den Kreißsaal. Der Narkosearzt steht schon da, er hat schon auf mich gewartet: »Na, wer ist denn jetzt dran?« Meine Blutwerte sind so schlecht, daß das Kind sofort raus muß. Aber die Entscheidung für den Kaiserschnitt ist noch nicht endgültig. Ich bekomme für alle Fälle einen Wehentropf und werde gleichzeitig auf die Operation vorbereitet. Noch einmal wird mir Blut abgenommen. In der Nähe stöhnt und schreit eine Frau, sie wartet auch auf einen Kaiserschnitt, weil ihr Kind wegen irgendwelcher Wucherungen nicht raus kann. Wegen mir muß sie jetzt noch länger warten. Das ist furchtbar, das werde ich nie vergessen.

Dann kommt der Chefarzt mit den neuen Blutwerten und entscheidet: sofort Kaiserschnitt. Ich bin froh, daß es so gekommen ist, ich finde das nicht schlimm. Jetzt geht alles ganz schnell. Ich werde über die Risiken der Operation informiert und muß etwas unterschreiben – mir ist alles egal. Ich will jetzt nur noch so schnell wie möglich alles loswerden.

Als ich vom Kreißsaal in den OP geschoben werde, ist mir aber doch plötzlich mulmig. Der Weg ist kurz, nur von einem Raum zum anderen. Ich halte Daniels Hand, und als er sagt »Ich bleibe jetzt da und warte, es wird schon alles gut«, da muß ich doch fast heulen. Was wird jetzt werden? Vielleicht geht doch nicht alles gut. Vielleicht ist etwas mit dem Kind? Ich spüre zwar die Erleichterung, aber gleichzeitig habe ich auch Angst, und ganz sicher habe ich auch so etwas wie einen Schock. Hoffentlich geht alles gut.

Im OP finde ich es schrecklich, in welcher eigenartigen Position ich operiert werden soll: Man liegt auf einem flachen Brett, die Beine wie bei einer gynäkologischen Untersuchung auf Beinhaltern und beide Arme festgeschnallt. Der eine wegen der Narkose und der andere, um den Blutdruck usw. zu überwachen. Dann wird man in Schräglage gekippt, um den Bauch zu entlasten. Ich fühle mich, als würde ich am Kreuz hängen. Aber da bekomme ich auch schon die Narkose. Der Arzt beruhigt mich noch ein bißchen. Er ist sehr freundlich. Mir wird kalt, und dann bin ich weg.

Als nächstes erinnere ich mich an ein kurzes Aufwachen. Mein Mann tanzt um mich rum, hat unser Kind im Arm: »Sieh mal, sieh mal, unser Baby, ist es nicht süß, da ist unser Baby.« Daniel hat das Kind in Empfang genommen. Er hat Juliane als erster im Arm gehabt und mit ihr gesprochen. Er hat auch als erster wickeln gelernt, ist gleich hinter der Schwester hergetrabt und hat sich alles zeigen lassen. Ich habe zu der Zeit noch nicht viel mitbekommen, nur, daß er ständig um mich rumlief und mir das Kind zeigen wollte. Ich konnte das Kind einfach noch nicht sehen, ich konnte ihn kaum sehen und bin immer gleich wieder eingeschlafen. Es hat lange gedauert, bis ich wirklich wach war, und dann habe ich das Kind auch nur kurz gesehen, weil es dann gleich ins Babyzimmer kam.

Nachts hatte ich wahnsinnige Schmerzen, allerdings nur noch von der Operationswunde. Die Schmerzen im Oberbauch von der Schwangerschaftsvergiftung waren absolut weg. Die ganze Nacht über kontrollierte ein Arzt den Blutdruck, und ständig wurde mir Blut abgenommen. Ich hatte an jedem Arm eine Infusion, einen Blasenkatheter und einen Beutel für das Wundsekret. Wegen der angegriffenen Leber konnte ich keine starken Schmerzmittel bekommen, das war schlimm.

Aber schon am nächsten Morgen ging es mir besser. An diesem Tag konnte ich das Kind auch das erste Mal etwas länger sehen und ein bißchen im Arm halten. Es war in ein Tuch eingewickelt, und ich war noch völlig unbeweglich, hatte die Infusion und konnte nicht aufstehen. Ich konnte nichts für das Kind tun, es nicht wickeln, nicht füttern. Das hat unsere erste Begegnung etwas schwierig gemacht. Ich habe dieses Kind angesehen und gedacht: »So, du bist jetzt mein Kind.« Aber es war mir noch irgendwie fremd. Dieses große, überströmende Gefühl war noch nicht da, das kam dann erst später.

Tagsüber kam der erste Besuch, und ich dachte, es geht schon relativ gut, aber hinterher, als alle weg waren, merkte ich, ich hatte mich etwas überschätzt. Am Abend lag ich ziemlich fertig in meinem Bett und habe nur aus einem Augenwinkel das Feuerwerk gesehen, mehr habe ich von Silvester nicht mitbekommen.

Aber das alles war für mich nicht beunruhigend, es war nicht meine erste Operation, und außerdem mußte sich der Körper auch noch von der Schwangerschaftsvergiftung erholen.

Im nachhinein war es gut, daß ich eigentlich nicht wußte, was ich da hatte und welche schlimmen Folgen das haben kann, ich wäre sonst bestimmt nicht so ruhig gewesen. Hätte ich andererseits etwas über eine Schwangerschaftsvergiftung gewußt, hätte ich die Symptome vielleicht viel früher deuten können, und das Ganze wäre nicht so gefährlich geworden. Meine Mutter, die im Labor eines Krankenhauses arbeitet und sich mit so etwas auskennt, war sehr entsetzt, als sie meine Werte erfuhr. Jetzt, da ich weiß, wie gefährlich das sein kann, finde ich es wichtig, daß alle Schwangeren etwas darüber erfahren. Ich hatte Glück, der Kaiserschnitt kam gerade noch rechtzeitig, und es ging alles gut, aber es hätte auch anders kommen können.

Das Geburtserlebnis fehlt mir nicht. Das einzige, was ich vermisse, ist, einmal eine Wehe gespürt zu haben. Das fehlte mir am

Anfang sehr, aber mittlerweile ist es mir egal, weil ich viel von anderen Geburten gehört habe und wie schlimm das sein kann. Aber eine Wehe hätte ich schon gerne einmal gespürt.

Am nächsten Tag im Krankenhaus ging es dann los mit dem Stillen. Ich wollte es eigentlich probieren, ich wollte, daß mein Kind das bekommt, aber ich war dann nicht bereit, dafür diese Schmerzen auf mich zu nehmen. Juliane war von Anfang an sehr hungrig und hat unwahrscheinlich stark an mir gesaugt. Das war so ein Schmerz in der Brust, das war wirklich ganz, ganz schlimm. Ich bin jedesmal an die Decke gegangen. Alle Schwestern wollten, daß ich stille und daß das unbedingt klappt. Die haben mir eine Abpumpmaschine und sonst etwas gebracht, manche haben auch richtig gedrängelt: »Also, es muß doch klappen, Sie machen das jetzt so und so und so.« Das hat mich so unter Streß gesetzt, daß ich, kaum habe ich das Kind gesehen, Schweißausbrüche bekam vor lauter Angst, gleich wieder diese schlimmen Schmerzen ertragen zu müssen.

Ich war so fertig. Ich konnte nicht mehr. Wenn Daniel versucht hat, sie mir hinzuhalten, habe ich nur gesagt: »Nimm dieses Kind weg.« Ich habe mir vorgestellt, Stillen, das ist so ein angenehmes Nuckeln, das beiden Spaß macht. Man sieht da immer die schönen Bilder, da sieht das ganz einfach aus: Die Milch fließt nur so, und das geht alles ganz toll. Ich wußte nicht, daß Stillen so weh tun kann. Das hat mir vorher niemand gesagt.

Schlimm war für mich auch, daß mein Kind darunter leiden mußte, daß das Stillen nicht klappte. Juliane war sehr hungrig, und die Schwestern gaben ihr nichts außer Glukoselösung, die hat sie nicht satt gemacht. Sie hat dann auch angefangen zu schreien, und ich mußte mit ansehen, wie dieses Kind Hunger hatte und ich ihm nichts geben konnte. Das war so grausam. Ich hätte Juliane ja gern gestillt, aber es klappte mit der Zeit nicht besser, es wurde nur immer schlimmer. Meine Mutter erzählte mir dann, bei ihr habe das Stillen auch nicht geklappt und sie habe auch ganz wahnsinnige Schmerzen gehabt. Das sei so weit gegangen, daß sich die Brust entzündet habe und operiert werden mußte. Wenn es nicht gehe mit dem Stillen, sagte sie, dann solle ich das halt bleibenlassen. Flaschenkinder wie mein Bruder und ich, die werden auch groß.

Das hat mir Mut gemacht, mit dem Stillen aufzuhören. Ich habe mit dem Chefarzt gesprochen und ihm gesagt, daß ich das nicht ertragen kann, daß diese Schmerzen zuviel für mich sind. Er hat das akzeptiert. Ich bekam dann jeden Abend einen Quarkumschlag, und bald kam keine Milch mehr.

Seit dieser Entscheidung ging es mir besser. Von dem Zeitpunkt an, als mein Kind mir keine Schmerzen mehr zufügte, habe ich angefangen, es zu lieben. Ich konnte Juliane jetzt immer das Fläschchen geben, und es war ganz toll. Nach vier oder fünf Tagen ging es endlich aufwärts, und ich wollte bald nach Hause. Ich habe mich aufgerafft, bin wieder selbst auf die Toilette gegangen und habe zum ersten Mal das Babykörbchen alleine geschoben.

Nachts habe ich Juliane noch nicht bei mir behalten, ich wollte mich noch von der Operation erholen und etwas entspannen, bevor ich mit ihr nach Hause gehe und sie dann immer bei mir habe. Abends und in der Nacht wollte ich einfach noch ein bißchen ich sein, vielleicht noch eine Stunde lesen und nicht wegen ihr aufstehen müssen. Ich war auch noch immer etwas unsicher, ich wußte nicht, was da auf mich zukam, und ich wollte Kräfte sammeln für dieses Unbekannte, was da kam.

Auch in der letzten Nacht, als die Schwester fragte, ob ich nicht doch schon mal probieren wolle, das Kind über Nacht zu nehmen, sagte ich nein. Ich habe mich zwar schon manchmal gefragt, ob sie im Babyzimmer gut aufgehoben ist, ob es ihr da auch wirklich gut geht, aber die Zweifel sind immer schnell verflogen. In diesem Moment war ich mir selbst einfach noch näher als ihr. Später war es dann selbstverständlich, daß sie immer bei mir war, auch nachts.

Am nächsten Tag, als Daniel uns aus dem Krankenhaus abholte, wartete ich mit ihr neben einem Kiosk, sie lag in ihrem kleinen Autositz. Eine ältere Frau war ganz begeistert: »Oh, was für ein süßes Baby.« Sie hat für Juliane einen kleinen Teddy gekauft und uns alles Gute gewünscht. Das fand ich sehr schön, diese Anteilnahme an einem neuen Leben.

In der Wohnung war schon alles vorbereitet für Juliane. Wir hatten unser Schlafzimmer ausgeräumt, dort war jetzt das Kinderzimmer, und im Wohnzimmer war jetzt unser Schlafzimmer. Nur aufs Fläschchengeben waren wir nicht eingestellt, denn eigentlich hatte ich sie ja stillen wollen: Wir mußten erst mal Fläschchen, Sterilisator und Babynahrung besorgen. Und dann haben wir noch verschiedene Nahrung ausprobiert, weil Juliane anfangs furchtbar gespuckt hat.

Die ersten Monate waren ziemlich anstrengend, wir mußten uns erst an das Leben mit einem Baby gewöhnen. Daniel und ich haben uns, soweit es ging, die Arbeit aufgeteilt. Nachts ist Daniel das erste Mal aufgestanden, das war so gegen zwei, und ich das zweite Mal, das war so um vier oder fünf.

Jeder entwickelte seine eigenen Methoden, mit dem Baby umzugehen, und anfangs waren wir beide ziemlich mißtrauisch, ob der andere auch alles richtig macht. Es hat ein paar Wochen gedauert, bis jeder den anderen alles so machen ließ, wie er es für richtig hielt. Mit der Zeit hat sich das aber alles eingespielt, und ich war sehr froh, daß Daniel mich so unterstützt hat. Ich fand das ganz toll von ihm.

Nach zwei Monaten hat Juliane durchgeschlafen, das war für uns beide ein großes Glück. Für Daniel, weil er schon ziemlich erschöpft war und arbeiten gehen mußte. Und für mich, weil es so einfacher wurde, mich an meine neue Rolle zu gewöhnen.

Was mir aus dieser Zeit noch besonders in Erinnerung blieb: Oft saß ich bis mittags im Bademantel herum, fühlte mich völlig ungepflegt und habe immer nur Jeans und Sweatshirts getragen. Manchmal hat mich das nicht gestört, manchmal versuchte ich mich dagegen zu wehren. Aber dann war es mir wieder egal. Das geht ja sowieso nicht anders, habe ich mir gesagt, ich kann ja gar nicht woandershin, ich muß ja hier bleiben, bei meinem Kind. Und es kommt ja auch niemand. Also ist es egal, ob das Bett gemacht ist und wie ich aussehe. Jetzt weiß ich, anderen Müttern geht es da auch nicht besser.

Für alle Mühen, alle Entbehrungen und auch für die schreckliche Schwangerschaft wurde ich reichlich belohnt: Ich habe ein ganz tolles Kind, so einen richtigen Wonneproppen. Juliane ist ein richtiges Energiebündel, gesund und widerstandsfähig und voller Leben. Eine einzige Freude.

Als ich am Anfang der Schwangerschaft wegen meiner Übelkeit den ganzen Tag auf dem Sofa lag, habe ich im Fernsehen mal wieder »Ferien auf Saltkrokan« gesehen, diese Kinderserie von Astrid Lindgren. Da gibt es ein kleines, blondes, süßes, freches Mädchen, das heißt Skrollan. Ich habe mir gedacht, so schnuckelig müßte mein Kind auch mal werden. Und was wurde es: genauso blond und genauso schnuckelig wie diese Skrollan. Und das, obwohl Daniel und ich beide dunkle Haare haben. Aber als Kind hatte Daniel auch hellere Haare, und es gibt ein Kinderfoto von ihm, da sind die Haare etwas länger, und er hat auch so ein breites Lachen wie Juliane manchmal. Da kann man die beiden kaum unterscheiden, das ist ganz eigenartig.

Ich habe vorher viele kleine Kinder von Freundinnen erlebt, ich fand sie immer süß, habe auch gern mit ihnen gespielt, war aber froh, wenn sie wieder weg waren. Ich konnte es nicht nachvollziehen, daß ihre Mütter sie so lieben. Ich konnte mir nicht vorstellen, daß man für ein Kind so empfinden kann. Diese Liebe, die man zum eigenen Kind hat, der Herzschmerz, der damit verbunden ist, das war für mich neu. Das habe ich vorher nie gespürt, und das empfinde ich auch nur für Juliane. Dieser Gesichtsausdruck, wenn sie schläft. Da könnte ich wegschmelzen. Auch jetzt noch, wo sie schon etwas älter ist und nicht mehr diese typischen Babyzüge hat. Aber da ist noch immer etwas von diesem Ganz-klein-Sein. Das ist so friedlich und so unschuldig, so süß, da empfinde ich am tiefsten.

Es macht Spaß, Mutter zu sein, und ich liebe mein Kind über alles, aber ich freue mich auch schon wieder auf meinen Beruf. Ich muß auch einmal etwas für mich tun können. Im Moment kommt das einfach zu kurz. Ich bin 24 Stunden mit meinem Kind zusammen, die einzige Abwechslung ist, wenn Daniel abends nach Hause kommt oder ich mit ihr Freunde besuche, die auch Kinder haben. Der Beruf fehlt mir, und wenn Juliane drei Jahre alt ist und in den Kindergarten geht, werde ich wieder arbeiten. Das wird für uns beide gut sein.

Nach den schlechten Erfahrungen mit der Schwangerschaft möchte ich kein zweites Kind mehr haben. Aber vor allem möchte ich in Zukunft das Leben mit meinem Mann wieder mehr genießen. Wir kannten uns erst zwei Jahre, als wir geheiratet haben. Mein Mann hat auch wenig Zeit, er ist beruflich sehr eingespannt, und für ihn ist es schon bei einem Kind schwierig, alles mitzukriegen und Zeit zu finden, sich mit Juliane zu beschäftigen.

Und dann gibt es noch etwas: Für mich ist Juliane einmalig. Ich kann mir nicht vorstellen, daß es diese Einmaligkeit noch ein zweites Mal gibt. Wir sind beide sehr glücklich mit dem einen Kind.

Meine Erfahrungen mit Geburten und Fehlgeburten im Krankenhaus waren alles andere als erfreulich. Krankenhaus ist für mich seitdem angstbesetzt. Das ist beim Geburtshaus nicht so. Die Atmosphäre ist dort ganz anders, es ist alles sehr schön und entspannt, und es hat überhaupt nichts, was einem angst macht. Ich bin sehr froh, daß meine zweite Tochter dort geboren wurde.

Ich wollte schon bei der ersten Schwangerschaft ins Geburtshaus und war da auch angemeldet. Aber gegen Ende der Schwangerschaft, so in der 37. Woche, habe ich eine Gestose, das ist eine Schwangerschaftsvergiftung, bekommen: hoher Blutdruck, Wassereinlagerungen und Eiweiß im Urin. Mein damaliger Arzt hat Panik gemacht und wollte, daß ich sofort ins Krankenhaus gehe. Aber ich wollte nicht. Und am nächsten Tag ging ich dann nicht mehr zu ihm zur Untersuchung, sondern ins Geburtshaus.

Die Hebammen dort waren auch sehr besorgt und haben mich dauernd zum CTG bestellt. Dem Kind ging es gut, aber der Blutdruck war sehr hoch. Das Team war sich nicht einig, ob bei mir noch eine Geburtshausgeburt in Frage kommt. Sie haben mir Bettruhe, Bäder und homöopathische Kügelchen verordnet, und zu Hause war der Blutdruck dann auch immer niedriger. Fünf Tage vor dem errechneten Termin schoß er dann plötzlich abends auch zu Hause in die Höhe. Wir haben die Hebammen angerufen, und die haben dann gesagt, das sei jetzt auch für sie nicht mehr tragbar, und ich müsse ins Krankenhaus.

Mit dem Krankenhaus hatte ich mich bisher überhaupt nicht beschäftigt. Weil ich nicht wußte, in welches ich gehen sollte, bin ich da hingegangen, wo meine beste Freundin als Krankengymnastin arbeitet. Ich war nicht angemeldet, niemand kannte mich da, und nachts wurde sowieso nichts gemacht. Es war halb zwölf und immerhin bekam ich einen Tropf zum Blutdrucksenken. Davon habe ich mich die ganze Nacht übergeben. Am nächsten Morgen wollten sie die Geburt einleiten, aber das ging nicht mehr, denn nach acht Stunden Dauerspucken ging es mir total schlecht, und die Herztöne des Babys waren auch nicht mehr so toll. Also wurde ein Kaiserschnitt unter Vollnarkose gemacht.

Anschließend lag ich auf der Intensivstation und meine Tochter Clara auf der Entbindungsstation. Sie durfte nicht zu mir, denn auf der Intensivstation gab es eine Infektion, und so habe ich sie erst nach acht Stunden zum ersten Mal gesehen. Die ganze Geburt ist genau das Gegenteil dessen gewesen, was ich wollte.

Anschließend habe ich sehr mit meinem Schicksal gehadert. Nicht nur Krankenhaus, sondern auch noch Kaiserschnitt und keine richtige Geburt. Ich habe dann eine Kaiserschnitt-Selbsthilfegruppe im Geburtshaus besucht, und da ging es allen anderen Frauen ganz genau so wie mir. Leider war jetzt auch klar, daß ich eine Geburtshausgeburt nicht mehr erleben würde. Denn Frauen nach Kaiserschnitt galten im Geburtshaus damals noch als Risikoschwangere, die nicht angenommen wurden.

Nach drei Jahren wollte ich gern ein zweites Kind. Aber da hatte ich zwei Fehlgeburten. Die erste in der 20. Woche nach einer bakteriellen Infektion und die zweite in der 9. Woche. Danach war das Thema Schwangerschaft für mich erst mal erledigt. Es fiel mir sehr schwer, das alles zu verarbeiten, und ich habe dann auch eine Therapie gemacht.

Im folgenden Frühjahr wurde ich wieder schwanger. Es passierte eher zufällig, und der errechnete Geburtstermin war genau an Silvester 1999 – ein »Milleniumbaby« sollte es also werden!

Aus Angst, das Kind wieder zu verlieren, habe ich lange niemandem von der Schwangerschaft erzählt. Auch mein Mann hat es erst erfahren, als ich es schon vier Wochen wußte.

Ich war völlig neurotisch, wenn es um Infektionen ging. Meine

Ärztin hat mir Testpapierchen gegeben, damit ich selbst prüfen konnte, ob der pH-Wert in der Scheide in Ordnung ist. Das habe ich dann auch ständig getan. Aber diesmal war der pH-Wert immer wunderbar und alles so, wie es sein soll. Trotzdem habe ich ununterbrochen nachgeguckt, ob alles in Ordnung ist. Ich wollte mich lange Zeit nicht auf das Kind einlassen. Ich wollte auch nichts für das Baby zu Hause haben. Ich hatte zuviel Angst. Es hat ewig gedauert, bis ich den ersten Strampler kaufen konnte.

Ich war total froh, als die 20. Woche, in der ich ja schon einmal ein Kind verloren hatte, vorbei war. Und als dann beim großen Organultraschall auch alles in Ordnung war und man den Bauch schon sehen konnte, da habe ich mir dann endlich erlaubt, richtig schwanger zu sein. Es ging mir gut, unsere Partnerschaft war sehr harmonisch, und alles lief bestens – bis auf meinen Beruf.

Ich betreute zu dieser Zeit im Auftrag eines Kinderheims Familien in schwierigen Verhältnissen, deren Kinder kurz vor der Heimeinweisung standen. Wir hatten die Aufgabe zu sehen, ob man noch etwas tun konnte, damit die Kinder nicht ins Heim mußten. Die Arbeit an sich war schon sehr schwierig, aber ich hatte darüber hinaus das Gefühl, meine eigene Familie zu vernachlässigen, wenn ich nachmittags nie zu Hause sein konnte, weil ich die Probleme einer fremden Familie lösen mußte. Mein Chef hat mir dann vorgeschlagen, wegen dieser großen Belastungen und der Schwangerschaft selbst zu kündigen, sonst würde er es tun.

Ich war da noch in der Probezeit. Das war totaler Streß. Ich bekam vorzeitige Wehen und wurde krankgeschrieben. Ich konnte aber nicht einfach so gekündigt werden, und ich habe dann auch noch eine Zeitlang gearbeitet und eine Familie betreut. Aber als die Verhältnisse sich dort zuspitzten, hatte ich Angst, wieder vorzeitige Wehen zu bekommen, und wurde die letzten zwei Wochen bis zum Mutterschutz krankgeschrieben. Endlich hatte ich Ruhe, und mir ging es so gut, daß ich das Baby letztlich sogar übertragen habe.

Inzwischen hatte ich erfahren, daß im Geburtshaus aufgrund

neuer Erkenntnisse die Vorschriften geändert worden waren und jetzt auch Frauen, die einen Kaiserschnitt gehabt hatten, genommen wurden. Aber ich konnte mich nicht zu einer Geburtshausgeburt entschließen. Ich hatte damit eigentlich schon abgeschlossen, außerdem war ich sehr sicherheitsbedürftig, und das Risiko erschien mir inzwischen zu hoch. Trotzdem ging ich dann doch noch mal zu einem Erstgespräch. Und von da an habe ich die Vorsorgeuntersuchungen immer im Wechsel bei meiner Ärztin und im Geburtshaus gemacht. Meine neue Ärztin hatte nichts dagegen, sie war auch nicht gegen eine Geburt im Geburtshaus. Das hat mich sehr entlastet, und ich habe meine Meinung dann doch noch geändert: Dieses Kind sollte im Geburtshaus geboren werden.

Leider wurde im Geburtshaus vergessen, frühzeitig die übliche Risikoaufklärung zu machen. Als mir dann erst wenige Wochen vor der Geburt diese Einverständniserklärung zum Unterschreiben vorgelegt wurde, war ich total schockiert. Erst nachdem ich mich schon längst für das Geburtshaus entschlossen hatte, haben sie mich mit diesen drastischen Risiken konfrontiert. Das hätte ich alles gern gewußt, bevor ich mich entschieden habe. Ich war wieder ganz verunsichert und habe erst noch mal mit meiner Hebamme und meiner Frauenärztin gesprochen. Beide meinten aber, mögliche Komplikationen würden sich immer vorher ankündigen, und für diesen Fall sei ein Krankenhaus gleich in der Nähe, und außerdem müsse man im Krankenhaus auch solche Einverständniserklärungen unterschreiben. Da war ich wieder etwas beruhigt und habe eingewilligt.

Das Geburtshaus ist eine riesige Altbauwohnung. Schönes Parkett, hohe Decken mit Stuck, alles gemütlich eingerichtet. Hier und da stehen Blumen, eine ruhige, entspannte Atmosphäre. Da gibt es nichts, was einem angst machen könnte. Als wir vor Jahren zum ersten Mal eine Besichtigung gemacht hatten, war Burkhard, mein Mann, noch total dagegen, daß ich da hin gehe. Ihm war alles suspekt, was irgendwie im entferntesten mit »Öko« zu tun hatte. Wir mußten natürlich zuerst die Schuhe ausziehen, das war schon mal nichts für ihn. Und dann hockten da in einem riesigen Raum Unmengen Paare auf Seidenkissen, lauter dicke Bäuche, wo man hinsah, es duftete nach ätherischen Ölen, und das Licht war gedimmt. Burkhard lief da durch und meinte nur: »Oh, Gott.« Heute ist er ein glühender Verfechter der Geburtshausgeburt.

Diesmal hatte ich mir keine Gedanken darüber gemacht, wie die Geburt ablaufen sollte. Das war wieder so ein Schutzmechanismus. Ich hatte mir schon einmal alles so schön vorgestellt, und das war so gründlich danebengegangen. So eine Enttäuschung wollte ich nicht noch einmal erleben. Ich habe aber gehofft, daß ich das, was wir in der Geburtsvorbereitung alles gelernt hatten, das Atmen und Tönen und all die Sachen, auch wirklich brauchen würde, wenn vielleicht auch im Krankenhaus.

Am Ende der Schwangerschaft ging mein Blutdruck doch wieder hoch. Es kam zwar später als beim ersten Kind, und es war auch nicht so dramatisch, aber die Tendenz war auf jeden Fall wieder da. Ich dachte, das kann doch nicht wahr sein, daß mein Körper mit so einem Zustand nicht klarkommt und das jetzt schon wieder losgeht. Ich habe schon eine Krise bekommen, wenn ich das Blutdruckmessgerät nur gesehen habe, und dann schoß der Blutdruck natürlich erst recht in die Höhe. Ich hatte auch wieder starke Wassereinlagerungen, nur fehlte diesmal das Eiweiß im Urin. Daran habe ich mich festgehalten: Zu einer richtigen Gestose fehlt dir noch etwas, habe ich mir gesagt. Im Geburtshaus wurde inzwischen wieder, wie vor fünf Jahren schon, darüber nachgedacht, ob das jetzt nicht langsam zu viele Risiken bei mir seien, um das Kind dort zu bekommen.

Also habe ich mich innerlich erneut vom Geburtshaus verabschiedet und fest damit gerechnet, daß alles wieder so ablaufen würde wie beim letzten Mal, zumindest daß es im Krankenhaus enden würde. Und diesmal habe ich mich für alle Fälle auch im Krankenhaus angemeldet. Dem Chefarzt dort habe ich aber nichts vom Geburtshaus erzählt. Er fragte mich geradewegs: »Sie wünschen sich jetzt also einen Kaiserschnitt.« Ich bin fast vom Stuhl gefallen. »Nein«, habe ich gesagt, »wünsche ich mir absolut gar nicht.« Da sagte er: »Bei Ihrer Vorgeschichte wäre ein Kaiserschnitt ja vielleicht die elegantere Lösung. – Und wenn das Kind bis zum 31. Dezember nicht da ist, dann kommen Sie unbedingt am Silvestermorgen, da bin ich dann auch hier.« Ich hatte total das Gefühl, der will sein Milleniumbaby. In dem Moment waren er und sein Krankenhaus dann für mich passé, und ich habe mir ein anderes Krankenhaus gesucht, das in der Nähe des Geburtshauses lag.

Trotz alledem war das Thema Geburtshaus aber noch immer nicht ganz abgeschlossen, und ich wurde vorerst immer noch zur Untersuchung dorthin bestellt. Der Blutdruck war jedesmal im Grenzbereich. Deswegen wollten die Hebammen sich vor der Geburt noch einmal absichern und haben mich zu einer ausführlichen Ultraschalluntersuchung ins Krankenhaus geschickt. Dabei ging es um die Fruchtwassermenge, die Durchblutung der Plazenta, die Nabelschnur und die Blutwerte. Ich hatte wieder ein ganz schlechtes Gefühl, aber diesmal kam alles ganz anders: Ich hatte mehr Fruchtwasser als nötig, und alles war perfekt, auch die Blutwerte waren völlig normal. Das Ergebnis hat mir die untersuchende Ärztin noch am selben Tag auf den Anrufbeantworter gesprochen und gesagt: »Dann wünsche ich Ihnen eine schöne Geburt im Geburtshaus, da ist es ja auch viel ruhiger als bei uns, alles Gute und auf Wiedersehen.« Da war ich dann ganz entspannt und habe gedacht, wenn das mit dem Geburtshaus nicht klappt, dann ist es in der Klinik auch in Ordnung, wenn die da so nett sind.

Als dann Silvester nichts passierte, wurde ich langsam ungeduldig. Ich wollte, daß das Kind jetzt so schnell wie möglich kommt, damit die Gestose-Symptome sich nicht doch noch verschlimmern. Um die Wehen auszulösen, haben mir die Hebammen im Geburtshaus eine Frau empfohlen, die Akupunkturmassage macht. Mit einem Stab, der aussah wie eine Mischung aus Kugelschreiber und Häkelnadel, fuhr sie an den Energielinien meines Körpers entlang und stimulierte bestimmte Punkte. Dann hat sie noch so eine Art brennende Zigarren, die furchtbar stanken, an bestimmte Punkte meines kleinen Zehs gehalten. Das helfe aber nur, wenn der Körper schon bereit sei zur Geburt, sagte die Frau bei der Behandlung. Die Prozedur hat mehrere Stunden gedauert, und wir haben das an zwei Tagen hintereinander gemacht, dann sollte einen Tag Pause sein.

An diesem Tag war ich noch einmal zur Untersuchung im Krankenhaus, und nachts ging es dann endlich los mit den Wehen. Natürlich weiß ich nicht, ob diese Sitzungen wirklich geholfen haben, oder ob die Wehen sowieso gekommen wären, aber jetzt waren sie da, acht Tage nach Termin.

Um fünf Uhr morgens rufen wir die diensthabende Hebamme, aber als die völlig verpennt auf meiner Bettkante sitzt, sind die Wehen natürlich weg. »Macht nichts«, sagt sie, »du bist ja quasi eine Erstgebärende«, und fährt wieder nach Hause. Am Vormittag holen meine Eltern Clara ab, und um elf Uhr habe ich sowieso einen Termin zum CTG im Geburtshaus.

Als wir dort ankommen, habe ich dann auch schon etwas stärkere Wehen. Wir sollen noch ein bißchen im Park spazierengehen oder wieder nach Hause fahren und uns ausruhen, sagt die Hebamme. Wir haben gerade die Tür vom Geburtshaus hinter uns zugemacht und stehen draußen auf dem Platz, da geht es richtig los. Das ist so gegen zwei Uhr. Wir laufen noch ein Stück, aber dann reicht's mir. Nein, ich muß jetzt hier nicht noch spazierengehen, das ist ja ganz grauenhaft. Auf dem Weg nach Hause hält Burkhard an unserer Lieblingspizzeria. Er soll mir eine Pizza mit Thunfisch und Zwiebeln mitbringen, ich warte solange im Auto. Das dauert alles ewig. Ich hänge an so einem Haltegriff über der Tür und veratme die Wehen. Sie kommen jetzt alle sieben bis zehn Minuten.

Zu Hause esse ich fast die ganze Pizza, und zwischendurch hänge ich über dem Küchentisch und atme. Um fünf rufen wir die Hebamme, eine Stunde später ist sie da, und der Muttermund ist vier Zentimeter weit offen.

Wir sitzen im Wohnzimmer, der Weihnachtsbaum steht noch in

der Ecke. Bei jeder Wehe sinke ich im Vierfüßlerstand auf den Teppich. Meine langen Haare hängen mir über den Kopf, und jedesmal, wenn die Wehe vorbei ist, werfe ich mit Schwung den Kopf zurück, so daß die Haare fliegen. »Sehr beeindruckend«, kommentiert die Hebamme und amüsiert sich. Ich kann das alles noch ganz gut ertragen. Sie macht sich dann auf den Weg zum Geburtshaus, um schon mal die große Wanne einzulassen. Wir sollen nachkommen, wenn wir soweit sind.

Es ist acht Uhr abends, als wir im Geburtshaus ankommen. Ich habe keinerlei Angst, überhaupt nicht. Ich habe auch gar keine Zeit dazu, denn alles hat eine eigene Dynamik. Ich kann auch keinen klaren Gedanken fassen, mich überrollt einfach die Macht der Ereignisse.

Das Badezimmer im Geburtshaus ist sehr eindrucksvoll. Vorne sind abgezogene Dielen, und hinten steht eine riesige halbrunde Wanne mit Stufen drin – hier werden auch Wassergeburten gemacht. An der Decke hängt ein Kronleuchter.

Als wir ankommen, läuft noch die Wanne voll, und die Hebamme ist mit dem Papierkram beschäftigt. Burkhard soll schon mal das Bett beziehen. Mitten im Zimmer steht ein großes Doppelbett aus Holz. Wir haben eine riesige Reisetasche mit Bettzeug, Bettwäsche und Bettlaken mitgebracht, das ist hier so üblich.

Ich steige in die Wanne, ich glaube, das wird mir gefallen, denn ich bin eigentlich ein ausgesprochener »Bade-Typ«. Ich bade sehr gern und kann mich dann immer gut entspannen. Aber jetzt, mit den Wehen, gefällt mir das doch nicht so gut. Die Wehen sind sehr heftig, und ich habe kaum noch Pausen. Aber während der Pausen kann ich mich ganz normal unterhalten und kriege auch alles mit. Im Geburtshaus darf ich während der Geburt essen, und meine Mutter hat uns im Tausch gegen Clara einen Berg belegte Brote mitgegeben. Ich liege da also in dieser Badewanne, esse ein Salamibrot und finde das alles unglaublich surreal. Ich liege in der Wanne und denke: Du stehst ja völlig neben dir, und da oben hängt ein Kronleuchter an der Decke, und in der Ecke steht ein antiker

Schrank – aus welcher Epoche mag der wohl sein? – und andere belanglose Details.

Ich kann die Wehen nur im Vierfüßlerstand ertragen, und wenn eine Wehe vorbei ist, drehe ich mich um und setze mich wieder hin. Die Wehen kommen so schnell hintereinander, daß ich mich nur noch ununterbrochen drehe, was sehr anstrengend ist. Nach einer Stunde in der Wanne will die Hebamme, daß ich rausgehe, weil die Herztöne des Kindes nicht so gut sind. Dem Baby gefällt das Baden offenbar auch nicht. Es ist die ganze Zeit aktiv und bewegt sich ununterbrochen.

Ich lege mich aufs Bett und mache da weiter. Nach einer Weile kommt die zweite Hebamme. Sie war gerade bei einem schicken Abendessen, trägt ein schwarzes Ausgehkleid und um den Hals und an den Ohren dicke Klunker. Sie will sich nicht umziehen und sitzt mitten in der Geburt in ihren schicken Sachen.

Zwischendurch bekomme ich immer wieder etwas angeboten: Die Hebamme kocht mir einen Tee und schiebt mir irgendwelche Kügelchen in den Mund. Dann mixen sie mir einen Energy-Drink. »Willst du Zitrone oder Orange?«, werde ich gefragt, und später läßt mich Burkhard noch von einer Banane abbeißen und versorgt mich mit Traubenzuckerbonbons.

Dann kommt der klassische Einbruch: Ich kann nicht mehr, ich will nicht mehr, ich will nach Hause. Als die Hebamme mal rausgeht, lege ich mich hin und bettele Burkhard an: Hilf mir, hilf mir. Als sie wieder reinkommt, bin ich gerade kurz eingeschlafen, und die Wehen sind nicht mehr so stark. Davon ist sie wenig begeistert und treibt mich an, wieder aufzustehen und rumzulaufen.

Die beiden Hebammen diskutieren, ob sie die Fruchtblase aufmachen sollen, und ich denke nur, o Gott, bloß nicht wieder mich anfassen, das ist ganz schrecklich, das kann ich jetzt überhaupt nicht ertragen. Ich hänge gerade wieder im Vierfüßlerstand über dem Bett, als eine der beiden Hebammen losgeht, um etwas zum Öffnen der Fruchtblase zu holen. In diesem Moment knallt es. Die Fruchtblase platzt, ein riesiger Platsch, und es kommen Unmengen

Wasser. Das ganze Bett ist naß, alles komplett naß, unser ganzes Bettzeug. Die Matratze ist in Folie eingeschweißt und wird notdürftig mit ein paar Handtüchern abgedeckt, etwas anderes haben wir nicht mehr.

Um ein Uhr beginnt so richtig finster die Austreibungsphase, und das ist jetzt wirklich das Allerletzte. Ich muß ständig daran denken, was die Hebamme dazu in der Geburtsvorbereitung gesagt hat: »Stellt euch das so vor, als müßtet ihr einen Kürbis kacken.« Und genauso fühle ich mich. Zuerst wehre ich mich total gegen dieses fiese Gefühl. Wie dieser riesige Kopf da jetzt in mir tiefer rutscht, das ist einfach nur schauderhaft. Ganz schrecklich. »Ja, toll, super«, feuert mich die Hebamme an. Ich kann das überhaupt nicht verstehen. Ich muß mich erst richtig darauf einlassen.

Die Eröffnungsphase fand ich eigentlich schmerzhafter, aber ich konnte sie viel besser aushalten. Jetzt geht es auch nicht um die Schmerzen, sondern um dieses Gefühl, diesen riesigen Kürbis. Ich denke, das kann doch alles nicht wahr sein. Und dann habe ich auch noch Hemmungen zu pressen. Wie konntest du vorher nur eine Pizza mit Thunfisch und Zwiebeln essen und all die anderen Sachen, denke ich. Was ist denn, wenn ich jetzt hier auf das Bett mache. Das wäre mir furchtbar unangenehm. Die Hebammen meinen nur: »Das ist egal, das ist kein Problem, mach, was du willst, mach einfach aufs Bett.«

Das Kind rutscht immer tiefer, ich liege jetzt auf der Seite, ein Bein auf der Schulter der Hebamme. Als die mal die Schulter wechseln will, protestiere ich rücksichtslos: Nein, will ich nicht. Ich will einfach gar nichts mehr. Ich will nur noch so liegenbleiben.

Die Hebammen sind damit nicht so glücklich, sie bevorzugen die aufrechte Position. Aber das kann ich mir jetzt überhaupt nicht vorstellen. Sie überreden mich mit vereinten Kräften, es doch noch mal zu probieren. Ich finde, das ist eine totale Zumutung, komme dann aber doch noch mal hoch: Burkhard sitzt auf dem Bett, ich knie und hänge mit einem Arm um seinen Hals, mit der anderen Hand muß ich mich auf dem Bett abstützen: Ich brauche Erdkontakt. Um 2 Uhr 12 meint die Hebamme: »Ach, da schaffen wir ja 2

Uhr 22, das ist ja mal eine nette Zeit.« – In zehn Minuten? Das glaube ich nicht.

Emma kommt um 2 Uhr 21. Als der Kopf vor dem Damm steht, denke ich, ich platze. Ich reiße. Den Damm entlang und die Schamlippen hoch. Es tut unglaublich weh. Es brennt wie Feuer. Das tut so weh. Ich spüre, wie sie rauskommt. Als der Körper hinterherflutscht, ist das genau so, wie ich mir das immer vorgestellt habe.

Burkhard sieht sie als erster. »Ein Mädchen«, sagt er. Das wußten wir bis dahin noch nicht. Die Hebamme reicht sie mir: »Na holla, das ist ja ein properes Baby, das ihr hier habt. Nu nimm sie doch mal, nimm sie doch mal.« Emma liegt da, ganz wach, und guckt mich mit ihren riesigen Augen an. Sie sieht ganz anders aus als Clara, denke ich. Aber ich bin so mit dem Schmerz beschäftigt, daß ich jetzt gar nicht weiß, was ich machen soll.

Ich fühle mich um meine Begeisterung und meine Freude betrogen, weil ich damit gerechnet habe, daß jetzt alles vorbei ist, alles vergessen und alles toll. Alle haben mir erzählt, dann sind die Geburtsschmerzen vergessen, du siehst nur noch dein Baby und bist superglücklich. Aber das ist bei mir erst mal gar nicht so. Natürlich bin ich auch erleichtert, daß Emma jetzt da ist, aber der Riß brennt wie Feuer, und das wird erst besser, als die Wunde zum Vernähen mit einem Vereisungsspray betäubt wird.

Als die Hebamme mir Emma reicht, kackt sie gerade zum ersten Mal, und überall klebt dieses Kindspech, zusätzlich zu dem Fruchtwasser und Blut. Emma liegt auf meiner Brust und brüllt, was das Zeug hält. Ich lege sie an, und sie saugt sofort los, als hätte sie nie in ihrem Leben etwas anderes gemacht.

Im Geburtsbericht steht dann auch, »Kind trinkt routiniert an der Brust«. Das Stillen verläuft von Anfang an völlig unproblematisch.

Danach schreit Emma wieder, offenbar ist sie noch nicht so ganz glücklich – und ich bin es auch nicht. Leider ist es bei uns nicht so wie in den Filmen, die wir bei der Geburtsvorbereitung zu sehen bekommen haben und wo ich bei jeder Geburt in Tränen ausgebrochen bin. Bei Emmas Geburt weine ich nicht, dazu bin ich einfach zu erschöpft.

Als Nächstes warten wir auf die Plazenta. Wegen der Infektion bei der Fehlgeburt besteht das Risiko, daß sie sich nicht so einfach ablöst, weil die Gebärmutter möglicherweise vernarbt ist. Als es soweit ist, zieht eine Hebamme kräftig an der Nabelschnur. Alles geht gut, die Plazenta kommt vollständig raus. Als sie mich fragen, ob ich sie mir angucken will, sage ich: »Nein, will ich nicht, guckt sie an, aber laßt mich in Ruhe.« Später tut's mir leid, da denke ich dann, hätte ich sie mir doch angeguckt, das wäre sicher spannend gewesen.

Emmas Untersuchung wird erst mal aufgeschoben, weil sie von Anfang an so vital wirkt – sie ist rosig und schreit viel –, und die Hebammen wollen mich möglichst schnell nähen, bevor alles anschwillt.

Emma ist jetzt bei Burkhard. Sie ist immer noch nackt und völlig verschmiert, nur in Handtücher gewickelt, und brüllt. Erst als Burkhard ihr seinen kleinen Finger zum Saugen gibt, wird sie ruhig.

Zum Nähen werden Beinhalter und eine Lampe ins Bett gesteckt. Ich soll mich melden, wenn es weh tut. Ich will jetzt nicht mehr gequält werden und bin überhaupt nicht mehr tapfer. Das Nähen dauert eine Stunde, und wir unterhalten uns dabei über Zitate aus Goethes »Faust«. Es geht mir viel besser, und ich finde das sehr spaßig. Nach dem Nähen geht eine der beiden Hebammen nach Hause, die andere untersucht Emma. Sie wiegt tatsächlich 4130 Gramm und hat einen Kopfumfang von 37 Zentimeter.

Als alles vorbei ist, möchte ich ein mitgebrachtes Klarinettenkonzert hören – ich habe gerade meine Klarinettenphase. Anschliessend will ich duschen. Aber als ich aufstehe, wird mir schwarz vor Augen, und ich habe das Gefühl, aus mir fällt alles raus. Schauderhaft. Die Hebamme bringt eine Waschschüssel und wäscht mich ein bißchen. Das ist sehr angenehm.

Drei Stunden nach der Geburt wollen und müssen wir nach Hause. Im Geburtshaus wird man ganz fix verabschiedet, denn die

Frauen werden dann müde: Schlafen sollen sie aber zu Hause. Ich habe das Gefühl, ich kann überhaupt nicht laufen. Die Hebamme ruft also einen Krankenwagen, damit der mich nach Hause bringt. Ich werde zum Auto getragen, Emma ist in der Tragetasche bei mir, Burkhard fährt allein mit unserer ganzen Wäsche nach Hause.

Als wir daheim ankommen, zeigt der Wecker 6.23 Uhr. Ich lege mich gleich mit Emma ins Bett und bin jetzt superglücklich. Aus Dankbarkeit bete ich seit ewigen Zeiten mal wieder. Anfangs nenne ich Emma immer »mein kleines Geschenk«.

Ich lag dann eine Woche im Bett und ließ mich bedienen. Es ging mir gut. Burkhard war zu Hause, meine Mutter kam öfter vorbei, hat etwas gekocht und Clara genommen. Nach drei Tagen kam die Milch. Ich bekam vom Stillen zwar wunde Brustwarzen, aber das ist mit Wollfett schnell wieder verheilt. Sonst lief es völlig problemlos.

Emma ist jetzt acht Monate alt, und ich stille sie immer noch. Ich trinke sehr viel und habe die nötige Ruhe, da klappt das auch. Für Ruhe sorgt auch mein Mann. Er kümmert sich zum Beispiel viel mehr als früher um unsere ältere Tochter. Aber ich bin auch ein Stillfetischist. Ich finde diese Nähe zum Baby ganz toll. Mir tun Frauen leid, die nicht stillen wollen oder können. Es ist nicht nur supereinfach und superpraktisch, es ist auch schön.

Die Freude über das Baby war ganz schnell da. Aber es hat lange gedauert, bis ich mich über die Geburt freuen konnte. Als Burkhard am selben Abend unseren Freunden am Telefon erzählte, die Geburt sei ganz toll gewesen im Geburtshaus, ein richtig schönes Erlebnis, da lag ich nur da und dachte: Schön? Toll? Wovon redet der? Die Qualen waren einfach noch zu präsent. Mir wurde erst nach drei Wochen bewußt, daß die Geburt eigentlich genau so war, wie ich sie immer wollte.

Ich glaube, es war für mich auch wichtig, mir selbst zu beweisen, daß ich das geschafft habe. Ich habe ein Kind gekriegt, so wie ich das wollte. Und dann konnte ich durch Emma die schlimme erste Fehlgeburt besser verarbeiten, einfach weil ich ohne dieses

Ereignis Emma jetzt nicht hätte. Letzten Endes hat mich Emmas Geburt auch mit dem Kaiserschnitt ausgesöhnt, obwohl es während dieser Geburt Momente gab, bei denen ich gedacht habe, so ein Kaiserschnitt hat ja auch Vorteile. Ich habe mich aber nur deshalb mit dem Kaiserschnitt versöhnt, weil ich jetzt auch das andere kenne, die natürliche Geburt. Und ich kann es nach wie vor nicht verstehen, wenn Frauen von vornherein einen Kaiserschnitt haben wollen. Damals hatte ich das Gefühl, ich habe die Geburt verpaßt.

Ich hatte furchtbare Angst vor der Geburt. Das war schon immer so. Am schlimmsten war der Gedanke: Ich kann nicht weglaufen. Denn egal wo ich hingehe, das Kind kommt, und ich werde Schmerzen haben.

Als ich meinen Mann kennenlernte, war ich seit einem Jahr wieder zurück im Rheinland und hatte davor fünf Jahre in München als Single gelebt. Mein Mann war gerade geschieden und hatte einen kleinen Sohn. Er hatte in seiner ersten Ehe sehr schlechte Erfahrungen gemacht. Mit uns ging alles ganz schnell. Wir spürten beide sofort, wir gehören zusammen und werden irgendwann eine Familie gründen. Wir haben es einfach so passieren lassen, und nach zwei Wochen war ich schwanger.

Ich hab nichts Besonderes gefühlt, es war nur die Regel ausgeblieben, drei oder vier Tage war ich drüber. Aber das war bei mir schon völlig unnormal. Gerhard hat in der Apotheke einen Test geholt. Ich wollte das nicht selbst tun, mir war das unangenehm. Ich mache das schon, hat er gesagt, er hatte da überhaupt keine Probleme. Der Test lag also da, und wir haben noch ein paar Tage überlegt, ob wir ihn machen oder nicht. Völlig blöd, als ob man damit etwas verändern könnte.

Am nächsten Samstagmorgen haben wir dann den Test gemacht. Er zeigte nur einen ganz dünnen rosa Streifen, und ich war mir noch nicht sicher, aber mein Mann hat sich schon richtig gefreut. Ich wußte gar nicht, wie ich damit umgehen sollte.

Am Montag bin ich gleich zu meiner Ärztin, und die sagte nach dem Test nur »herzlichen Glückwunsch«. Ich hab mich erst mal vor ihren Schreibtisch gesetzt und gedacht: Nein, also, das kann nicht sein. Sie hat noch einen Test gemacht, der war auch positiv, und dann meinte sie: »Sie freuen sich ja gar nicht.«- »Doch«, hab ich gesagt, »aber ich muß das erst mal verarbeiten.« Mein erster Gedanke war: O Gott, jetzt muß das Kind auf diesem Weg wieder raus. Es muß, egal wie, es muß. Ich hatte furchtbare Angst vor der Geburt. Ich weiß nicht, warum, ich habe auch nie schlechte Berichte gehört, aber irgendwie hatte ich davor schon immer Angst.

Ich bin aus der Praxis raus, und plötzlich stand ich in einem Geschäft mit Babysachen. So, jetzt kaufe ich einen Schnuller, und den schenke ich Gerhard heute abend und sage nichts dazu, hab ich mir gedacht. Aber ich hab's nicht so lange ausgehalten und ihn dann doch gleich angerufen. Er hat sich unheimlich gefreut.

Dann kam der Moment, wo ich das meinen Eltern beibringen mußte. Die fanden das gut und haben auch hinter mir gestanden. Sie wollten nur wissen, ob wir vorhatten zu heiraten. Das hatten wir auf jeden Fall. Wir wußten, wir bleiben zusammen, und das ist auch heute noch so.

Meine Schwiegermutter hat den Kontakt zu uns abgebrochen, als sie hörte, daß Gerhard schon wieder Vater wird, nachdem er gerade erst eine Scheidung hinter sich hatte, die ihn fast ruiniert hätte. Ich wollte aber nicht, daß mein Kind ohne Großeltern aufwächst, und wir haben von uns aus den Kontakt wieder aufgenommen. Heute haben wir wieder ein sehr gutes Verhältnis, und meine Schwiegereltern unterstützen uns auch.

Von der Schwangerschaft hab ich anfangs kaum was gespürt. Gut, da war dieses Ziehen in der Brust, aber ich hatte keine Übelkeit, gar nichts, und es ging mir richtig gut. Doch dann habe ich mich plötzlich total verändert. Ich war zickig, ganz schnell beleidigt, eingeschnappt. Ich hab mir zum Beispiel vorgestellt, wenn mein Mann abends nach Hause kommt, dann machen wir es uns schön gemütlich, und wenn das nicht so ging, dann war der Abend für mich gelaufen. Völlig blöd, aber so war ich da eben. Das war für meinen Mann auch nicht so einfach, und es hat unsere Beziehung auch auf die Probe gestellt, denn wir kannten uns noch nicht so gut.

Eines Tages kam meine zwei Jahre jüngere Schwester und fragte mich: »Kannst du etwas für dich behalten? Ich bin auch schwanger.« Bei ihr war das aber etwas komplizierter. Sie lebte allein und hatte ziemlich viele Schwierigkeiten mit ihrem Freund. Wir standen oft vor dem Spiegel und haben geguckt, welcher Bauch dicker ist. Wir haben sogar mit dem Maßband nachgemessen. Ich lag immer einen halben Zentimeter vor ihr. Mein Bauch war rund, also ein Mädchen, ihrer spitz, also ein Junge, haben wir gedacht. Aber das stimmte nicht.

Wir haben uns beide für die andere gefreut, aber es gab auch so etwas wie einen kleinen Konkurrenzkampf. Beide Kinder sollten ungefähr zum gleichen Termin geboren werden, und da ging es darum, wer kriegt das Kind zuerst, wer bringt den ersten Enkel zur Welt. An dieser Situation hatte ich anfangs schon etwas zu knabbern. Jetzt war ich nichts Besonderes mehr für meine Eltern, ich war nur eben auch schwanger. Das hat mich richtig runtergezogen.

Meine Eltern haben sich während der Schwangerschaft auch viel um meine Schwester gekümmert. Und weil sie jetzt, nach der Geburt, wieder arbeiten gehen muß, betreut meine Mutter den Kleinen tagsüber. Das läuft ganz gut. Heute ist das auch keine Konkurrenz mehr, im Gegenteil, das ist sehr schön. Die Kinder spielen miteinander und wachsen zusammen auf, sie sind nur zweieinhalb Wochen auseinander. Aber Tobias, mein Sohn, wurde als erster geboren.

Den Geburtsvorbereitungskurs hab ich mit meiner Schwester zusammen gemacht. Das war superschön. Wir waren ein Club von Frauen, die sich richtig gut verstanden. Wir konnten uns die intimsten Dinge erzählen. Einmal sollten wir auch aufschreiben, vor was wir Angst haben, mit was wir nicht klarkommen. Dann wurden alle Zettel in die Mitte gelegt, und alles wurde nacheinander besprochen. Ich hatte zum Beispiel auch Angst davor, bei der Geburt alleine zu sein. Ich hatte Angst, daß da im Krankenhaus ganz viele Frauen auf einmal in den Wehen liegen und sich keiner mehr um mich kümmert und irgend etwas total schiefgeht und keiner versteht, warum ich solche Schmerzen habe. Da hieß es dann, dafür sind die Ärzte da, die merken das schon, und da brauchst du keine Angst zu haben. Aber das war mir nicht genug.

Ich hatte sehr viele Fragen und hab ständig diese Ratgeber-Zeitschriften verschlungen. Aber da wurde immer alles so schöngeredet. Da stand schon drin, wie das medizinisch abläuft und daß es weh tut, und auch, daß es schrecklich sein kann. Aber danach vergesse man das alles, hieß es nur immer. Ich habe nie einen Bericht gelesen, in dem eine Frau sagt, das mach ich nie wieder. Ich bin aber so eine Frau. Was wirklich passiert, das hat mir kein Mensch gesagt. Klar, das kann auch keiner sagen, ich würde einer schwangeren Frau meine Geburt auch nicht erzählen. Es kann sein, daß das bei ihr ganz anders ist, es kann sein, daß bei ihr alles super klappt, und warum sollte ich ihr da vorher Angst machen. Aber es gibt so viele Fragen, die man nie beantwortet kriegt.

Ende der 20. Woche sagte meine Ärztin auf einmal: »Das Kind ist viel zu klein.« Einfach so, in einem ziemlich schroffen Ton. Ich sollte ins Krankenhaus zum Doppler-Ultraschall, um nachsehen zu lassen, ob die Nabelschnur richtig funktioniert. Mein Gedanke war sofort: O Gott, die Nabelschnur funktioniert nicht richtig, mein Kind ist krank, kriegt keine Nahrung, kriegt keinen Sauerstoff, ist vielleicht behindert. Danach hab ich auch sofort gefragt, und es hieß, das müsse nicht sein.

Nach einer Woche bekam ich endlich einen Termin. Der Arzt, der mich untersuchte, meinte, der Durchmesser zwischen Brustkorb und Rücken gefalle ihm nicht. Ich hab den Arzt während der Untersuchung die ganze Zeit anvisiert, um zu sehen, wie der guckt. Ob er komisch guckte oder nicht. Dem war aber wirklich nichts anzumerken. Nachher sagte er nur, daß die Nabelschnur alles durchlasse, aber ich solle alle drei Wochen zur Untersuchung kommen. Das habe ich dann auch gemacht. Ich war froh, daß ich so gründlich untersucht wurde, ich fühlte mich da gut aufgehoben. Später wurde ein neuer Geburtstermin ausgerechnet, der besser zur Größe des Kindes paßte.

Ab dem 5. Monat konnte ich das Kind richtig spüren. Ich hab

dann mal ein bißchen auf meinen Bauch gedrückt, und auf einmal bekam ich so ein »Plöpp«, so einen Tritt zurück. Das war unheimlich witzig. Ich wollte immer wieder spüren, daß da etwas ist. Manchmal war es richtig wild und hat rumgetobt, da hab ich die Hände draufgelegt und es beruhigt. Oder ich hab eine Spieluhr auf den Bauch gelegt und ihm »Lalelu« vorgespielt. Die Spieluhr flog dann allerdings einmal in hohem Bogen – wirklich in hohem Bogen – runter. Ich weiß nicht, ob das Kind sich da erschrocken hat, ob ihm das nicht gefallen hat.

Die Babysachen hab ich einer Mutter aus dem Kindergarten abgekauft. Durch die neue Wohnung, die Hochzeit und die Anschaffungen für das Kinderzimmer hatten wir eine Menge Unkosten, und da konnte ich nicht so viel neu kaufen. Aber wenn mir etwas besonders gefiel, habe ich es auch noch gekauft. Zum Beispiel den ersten Jogging-Anzug, der war so niedlich.

Den Kinderwagen haben wir geholt, als ich im 8. Monat war. Aber ich mußte ihn zu meinen Schwiegereltern bringen, denn die haben gesagt, es bringt Pech, den zu Hause stehen zu haben. Ich wollte das nicht, aber ich wollte auch keinen Streit. Also hab ich das gemacht. Meine Schwiegereltern haben mir einerseits sehr geholfen, andererseits haben sie sich auch zuviel eingemischt. Ich sah ihren guten Willen, aber das war eigentlich doch meine Sache.

Weil meine Arbeit unheimlich stressig war, hatte ich gar keine Zeit, über das Kind nachzudenken. Ich fuhr jeden Tag zwei Stunden mit dem Bus und der S-Bahn hin und abends wieder zwei Stunden zurück. Meine Chefin meinte dann, ich solle mich schon vier Wochen vor dem Mutterschutz krankschreiben lassen. Das hat mir richtig gutgetan, so konnte ich mich besser auf das Kind vorbereiten.

Beim Infoabend im Krankenhaus wurde auch eine Kreißsaalbesichtigung gemacht. Das war dort sehr schön, sah aus wie ein Hotelzimmer, mittendrin eine Badewanne, auch ein richtiges Bett und alles mit Holz vertäfelt. Aber ich habe wirklich Horror gekriegt. Vor der Geburt hatte ich immer noch wahnsinnig Angst. Ich habe zu meinem Mann gesagt: »Komm, laß uns rausgehen, ich will das alles gar nicht sehen.« Ich wollte davor weglaufen, ich wollte das nicht wahrhaben, daß ich das irgendwann mal erleben muß.

Mein Rettungsanker war eine PDA. Ich hab gedacht, ich muß keine Heldin sein, ich kann mir eine PDA geben lassen. Ich hab gedacht, du hältst das so lange aus, bis du nicht mehr kannst, und dann gibt dir jemand eine Spritze, und es ist erledigt. Das hat mir geholfen, nicht mehr soviel Angst zu haben.

Am 22. Februar, dem errechneten Geburtstermin, war natürlich gar nichts, und von dem Tag an habe ich echt gewartet. Ich mußte jeden zweiten Tag ins Krankenhaus zur Untersuchung. Dort hat mir eine Hebamme gesagt: »Sie können das Baby einlaufen, indem Sie sehr viel spazierengehen, oder aber Sie machen sich einen Schwangerschaftscocktail, der die Wehen auslöst.« Ich ließ mir das Rezept aufschreiben, hab dann aber auch meine Hebamme aus dem Kurs noch mal gefragt, und die hat gesagt: »Ja, das gibt es, das ist auch völlig ungefährlich, aber das Kind kommt auch so garantiert.«

Ich wollte das Kind aber jetzt haben. Ich wollte nicht mehr schwanger sein, ich hatte keine Lust mehr, ich wollte wieder ganz normal sein. Also haben wir diesen Cocktail gemacht. Das war eine furchtbar ekelhafte Sache, Rizinusöl, Sahne, Aprikosensaft und irgendein Schnaps. Von diesem Zeug mußte ich ein Drittel trinken, dann eine Stunde spazierengehen, wieder ein Drittel trinken, dann in die Badewanne, und nach dem letzten Drittel eine Stunde schlafen. Das habe ich genau befolgt, und danach bekam ich furchtbare Schmerzen. Ich hab mich gekrümmt, ich hab gedacht, jetzt kommt das Kind hier sofort auf der Toilette. Es waren Krämpfe, die von der Seite ausgingen, und ich wußte nicht, ob das Wehen waren. Ich kannte ja keine Wehen.

Wir haben im Krankenhaus angerufen, die sagten, wir sollten sofort vorbeikommen. Der Muttermund war völlig zu, es passierte überhaupt nichts, und die Krämpfe hatte ich von diesem Zeug. Die wollten wissen, wer mir das gegeben habe, und sie meinten, ich sei noch viel zu früh dran und hätte das nicht machen sollen. Genauso reagierte am nächsten Tag meine Frauenärztin. Die hat die Hände über dem Kopf zusammengeschlagen und gesagt: »Das sind ja Russlandmethoden, das Allerletzte, wie kommen sie denn auf so etwas?« Sie meinte, ich solle mich da nicht so reinsteigern, das Kind komme, wann es wolle, ich solle spazierengehen.

Am nächsten Wochenende bin ich mit meinem Mann auf den Drachenfels gestiegen, das ist einer der höchsten Berge bei uns in der Gegend, und wieder runtergelaufen. Gerhard war völlig am Ende, ich hatte nichts, noch nicht einmal Muskelkater. Ich war top-fit, und das Kind kam nicht. Zwei Tage später hatte ich die Nase voll vom Marschieren, ich wollte endlich mein Kind haben, und meine Ärztin hat mich für den nächsten Tag zur Einleitung angemeldet. Ich hab mich damit abgefunden, morgen Mutter zu werden, und die Panik war weg.

Abends haben wir ganz normal gegessen, ein bißchen Fernsehen geguckt, und dann sind wir ins Bett gegangen. Wie immer mußte ich dauernd aufs Klo, aber diesmal war es so oft, daß es Gerhard auffiel: »Merkst du eigentlich, daß du alle vier Minuten aufs Klo gehst?« Es kam auch alle vier Minuten was, aber es waren nur ganz wenige Tropfen, und ich hatte nicht das Gefühl, daß das Urin war. Daraufhin meinte Gerhard: »Dann rufe ich jetzt mal im Kranken-haus an, und dann fahren wir da auch hin.«

Als wir im Krankenhaus ankommen, ist der Muttermund vier Zentimeter auf. Das ist schon gut, aber die Wehen sind noch nicht stark genug, daß jetzt richtig was passiert. Die Wehen fühlen sich an wie Regelschmerzen, die in Wellen kommen und wieder gehen. Ich kann mir aussuchen, ob ich nach Hause fahre und morgen wiederkomme oder dableibe. Wir bleiben. Ich fühle mich hier wohl und gut aufgehoben, ich bin froh, schon in der Klinik zu sein, denn mein größter Alptraum war, ich steh im Supermarkt, und mir platzt die Fruchtblase.

Ich gehe mit meinem Mann eine Stunde spazieren. Ich soll wat-scheln und mich immer, wenn eine Wehe kommt, an ihn hängen. Das machen wir auch, und wir lachen sehr viel dabei. Gerhard fängt an, mir kölsche Lieder vorzusingen. Er weiß, daß ich die Lieder gerne mag, und singt ein Lied von den Bläckföss. Es ist furchtbar, ich will es nicht hören. »Kannst du jetzt mal deinen Mund halten« – ich muß auch lachen, aber ich bin ziemlich genervt. Er meint es halt gut, und er weiß nicht, wie er mit der Situation umgehen soll. Er ist zwar schon einmal Vater geworden, aber bei seiner ersten Frau durfte er nicht so mit dabeisein, wie er wollte.

Bei der nächsten Untersuchung ist der Muttermund noch immer nicht weit genug offen, aber das Kind rutscht schon etwas mehr in Position. Langsam habe ich das Gefühl, jetzt geht es richtig los. Die Hebamme ist eine Russin und spricht gebrochen Deutsch, das ist total lustig. Die sagt: »Nicht erschrecken«, packt meinen Bauch, »Kindchen geht's gut, Kindchen schläft«.- »Mund auf«, und ich bekomme ganz viel Traubenzucker, damit das Kind wach wird und sie die Herztöne besser hören kann. Sie ist ziemlich resolut, aber ich kann jetzt auch niemanden gebrauchen, der liebevoll auf mich ein- redet: »Du Arme, du schaffst das schon.« Ich brauche jemanden, der mir sagt, wo's langgeht. Leider bleibt sie nicht bis zum Schluß. Die neue Hebamme gefällt mir nicht so gut, sie ist sehr zurückhaltend und spricht kaum mit mir.

Als ich nachts um zwei in der Badewanne liege, bekommt ne- benan eine Frau ihr Kind und brüllt ganz furchtbar. Wie kann man sich nur so gehenlassen und so schreien, das würde ich ja im Leben nicht, denke ich.

Die Wehen werden immer stärker, aber ich kann es noch aus- halten. Ich bleibe stundenlang in der Badewanne, wir lassen immer wieder heißes Wasser nachlaufen, und ich bin total entspannt. Dann lege ich mich aufs Bett. Ein Kreißsaalbett, aber das sieht man ihm nicht an. Ich liege da ganz gemütlich und kuschele mich in mein mitgebrachtes Stillkissen. So langsam möchte ich mal was gegen die Schmerzen haben, jetzt tut es schon ziemlich weh. Ich spüre ständig so einen Druck in der Nähe des Damms, ich weiß gar nicht, wo das Kind überhaupt rauskommt, mir tut alles weh. Dieser Druck ist schrecklich.

Es ist jetzt halb fünf, ich höre, wie diese Frau nebenan ihr Kind bekommt, und noch einen Kreißsaal weiter höre ich eine Ärztin sprechen: »Sie müssen jetzt ruhig da sitzenbleiben, sonst spritze ich daneben, und das ist unheimlich gefährlich, dann können Sie gelähmt sein.« Die setzt also gerade eine PDA. »Wenn die Ärztin gerade da ist, dann kann die mir auch gleich eine setzen«, sage ich zu meinem Mann. Wir haben vorher schon sehr viel darüber diskutiert, denn er ist absolut gegen eine PDA: »Es ist gefährlich, du kannst gelähmt werden, ich möchte nicht, daß du das kriegst.« Aber ich hab gesagt: »Ich muß das entscheiden, denn ich muß die Schmerzen aushalten, und nur ich weiß, ob ich das kann oder nicht.« Und jetzt ist der Punkt gekommen, wo ich eine haben will. Wir holen die Ärztin, die meint, es sei noch etwas zu früh und daß ich dann nicht mehr herumlaufen könne und liegen bleiben müsse. Aber das ist mir egal, ich will die PDA jetzt haben.

Ich muß mich auf eine Art Treppchen setzen, und Gerhard sitzt vor mir. Ich lege meine Arme auf seine Beine, und er hält mich fest. Ich soll meinen Kopf an seinen Kopf drücken und darauf meine ganze Konzentration legen. Mir wird so ein grünes OP-Tuch auf den Rücken gelegt, und dann heißt es: »Sie dürfen sich kein bißchen bewegen. Wenn eine Wehe kommt, sofort sagen, denn wenn ich einmal die Nadel drin hab, kann ich nichts machen, und dann ist die Gefahr groß, daß sie mir verrutscht.« Es kommt dann auch gleich eine Wehe, und ich sage: »Jetzt nicht.« Als sie vorbei ist, spritzt die Ärztin. Die Spritze ist überhaupt nicht schlimm, zuerst kommt die Nadel, und dadurch wird ein ganz kleiner Schlauch gezogen, der an meinem Rücken verklebt und mir über die Schulter gelegt wird, vorn hängt die Ampulle mit dem Betäubungsmittel.

Ich habe jetzt also eine PDA. Ich muß mich auf die eine Seite legen, dann auf die andere und zuletzt auf den Rücken, damit sich das Mittel verteilt. Ich spüre noch drei Wehen, dann sind die Schmerzen komplett weg. Ich habe ab dem Bauchnabel das Gefühl, daß alles weich und schwabbelig ist. Ich kann meine Hände auf dem Bauch nicht mehr spüren, und meine Beine sind taub. Wie eine taube Wange beim Zahnarzt. Ich kann mich aufsetzen, mich drehen, das ist kein Problem, ich habe nur kein Gefühl mehr.

Gerhard guckt die ganze Zeit auf das CTG: »Mensch, hast du Wehen, Mensch, hast du Wehen!« Ich spüre gar nichts, mir geht es wunderbar.

Nach ungefähr drei Stunden bekommt die Frau nebenan, der kurz vor mir eine PDA gesetzt wurde, ihre Zwillinge. Von dieser Geburt höre ich kein Stöhnen, kein Schreien, nichts. »Mensch, ist das toll«, denke ich, die hat auch eine PDA, und die spürt nichts. Von da an habe ich überhaupt keine Angst mehr. Es geht mir unheimlich gut, und ich freue mich auf mein Kind.

Ich schicke meinen Mann frühstücken zu seinen Eltern, die in der Nähe wohnen. Als er wieder zurück ist, darf er sich zu mir ins Bett legen, das ist breit genug für zwei. Wir schlafen eine halbe Stunde, da fangen die Schmerzen wieder an, vor allem dieses fiese Druckgefühl.

Ich habe diesen ständigen Druck, und der geht auch nicht weg, als die PDA nachgespritzt wird. Und obwohl ich es auf dem Rücken besser aushalten kann, muß ich mich jetzt auf die Seite legen, damit das Kind besser in den Geburtskanal reinrutscht. Es ist furchtbar. Ich spüre auch bald wieder die Wehen, aber die PDA wird nur noch einmal nachgespritzt, dann nicht mehr. Das verstehe ich nicht. Ich habe von anderen Krankenhäusern gehört, daß die Frauen sich die PDA dort sogar selbst nachspritzen können, und ich bekomme keine Betäubung mehr. Mir wird nur gesagt, das Kind komme bald und ich müsse jetzt mitarbeiten. Aber das geht auch mit PDA, wenn die Hebamme einem sagt, wann man pressen soll.

Ich habe solche Schmerzen, ich bin wie in Trance. Ich liege auf der Seite, soll das obere Bein anheben und festhalten und dabei pressen. Ich muß furchtbar heulen, ich sage: »Ich kann das nicht.« Ich verlange immer wieder, daß sie die PDA nachspritzen, aber das machen sie nicht.

Ich beneide die Hebamme, die rank und schlank auf eigenen Füßen durchs Zimmer läuft. Kind hin oder her, ich würde auf der

Stelle mit ihr tauschen. Ich kann fühlen, daß der Kopf schon ganz dicht vor der Öffnung ist, vielleicht so zwei Zentimeter. Der muß doch jetzt rauskommen, denke ich, aber es tut sich nichts. Die Hebamme sagt: »Das Kind rutscht ein Stück vor, und dann rutscht es wieder ein Stück zurück.« Zur Motivation hält sie mir einen Spiegel hin, und ich sehe den Kopf. Ich weiß nicht, ob ich das schrecklich finde oder schön. Ich soll auch mal fühlen, aber das will ich überhaupt nicht. Es ist so komisch. Einerseits freue ich mich unheimlich, daß ich mein Kind sehen kann, andererseits bin ich jetzt schon an einem Punkt, wo ich es einfach nur noch weghaben will, aus meinem Körper raus. Egal wie, es muß jetzt raus, ich will dieses Teil, dieses Ding aus mir raus haben.

Später hat mich die Hebamme gefragt: »Was war das, dieses Gefühl?« Ich habe nicht geantwortet, aber sie hat es mir gesagt: »Das war Wut.« – »Ja, das war Wut.« Sie hat recht. Ich habe mich nur nicht getraut, das zu sagen.

»So, und jetzt bei der nächsten Wehe dahin pressen, wo es weh tut.« Es ist furchtbar. Ich brülle so laut, daß sie die Fenster zumachen. Ich schäme mich auch nicht mehr. Mir ist es scheißegal, ob irgend jemand denkt, die hat sie nicht alle, das ist mir so wurscht. Ich brülle, was das Zeug hält. Irgendwann finde ich einen Rhythmus, meine ganze Kraft in dieses Pressen zu setzen, da muß ich dann auch nicht mehr brüllen. Ich bin nur noch mit Pressen beschäftigt, ich will es einfach nur noch raushaben.

Mein Mann ist total fertig, weil er mir nicht helfen kann. Er sieht, daß sich Ärztin und Hebamme angucken und auf das CTG gucken und sich wieder angucken. Dann schiebt die Ärztin ihn weg, »Ich helfe Ihnen jetzt«, sagt sie zu mir, kniet sich aufs Bett und drückt während der nächsten Wehe mit einem Bein und beiden Händen auf meinen Bauch, um das Kind nach vorne zu schieben. Was ist jetzt los, warum machen die auf einmal so einen Streß? Das ist ganz komisch, grausam. Ich brülle so furchtbar, daß sie das nicht noch mal macht.

Ich habe einen typischen Einbruch, sage dauernd: »Ich kann

nicht mehr.« Und die Hebamme sagt: »Sie müssen nicht sagen: ›Ich kann nicht mehr.‹ Sie müssen sagen: ›Ich kann. Ich kann das jetzt.‹« Ich bin vollkommen fertig, fast über den Berg, ganz kurz vor dem Gipfel, aber jetzt habe ich das Gefühl, es geht nicht weiter. »Wenn es jetzt nicht kommt, dann holen wir die Glocke.« Ich will keine Glocke. Also ein letztes Aufbäumen. Jetzt muß es raus! Alle Kräfte sammeln – dabei hilft die Wut – und mit ganzer Kraft pressen. Da kommt es wirklich.

Gerhard geht nach vorn und nickt mir zu, jetzt weiß ich, daß der Kopf da ist. Aber als die Wehe aufhört, ist der Kopf erst halb durch, und ich muß auf die nächste Wehe warten. Diese Zeit kommt mir schrecklich lang vor, denn ich will das da endlich weg haben. Ich brülle: »Das reißt.« Es ist nichts gerissen, absolut nichts. Dann ist der Kopf durch, und ich will, daß sie es endlich rausziehen. Warum zieht ihr denn nicht? Das ist natürlich völlig blöd. Bei der nächsten Wehe ist es dann ganz da, und sie legen es mir auf den Bauch. Leider komme ich nicht mehr dazu, mein T-Shirt auszuziehen, ich würde es gern richtig auf der Haut spüren.

Es ist ganz blau und schon abgenabelt. Ich schaue mein Kind an und hebe sein Beinchen. Es ist ein Junge. Ich bin unheimlich froh. Der Schmerz ist sofort weg, keine Wehe mehr, nichts mehr. Ich weiß nicht, was in diesem Moment stärker ist, das Gefühl, daß es endlich vorbei ist, oder die Freude, daß das Kind da ist.

Mein Mann und ich müssen beide weinen. Es ist völlig überwältigend. Ich bin unheimlich stolz und kann nicht fassen, daß dieses Ganze in mir drin war, daß ich fähig bin, so etwas herzustellen. Da ist alles dran, da sind die Finger, wo sie hingehören, die Ohren, wo sie hingehören – alles ist da, wo es sein muß. Tobias ist auch kein schmächtiges Kind, wie alle vorher gesagt haben. Er wiegt 3 700 Gramm und ist 53 Zentimeter lang, also völlig normal.

Die Ärztin nimmt ihn mir wieder weg und sagt: »Ich bring ihn gleich schreiend wieder.« Da erst fällt mir auf, daß er noch gar nicht geschrien hat. Aber ich weiß, ihm geht es gut, da ist alles in Ordnung. Trotzdem geht Gerhard mit. Wir haben vorher abgesprochen, wenn irgendwas sein sollte mit dem Kind, dann läßt er mich allein und geht mit. Tobias wird abgesaugt und beatmet, weil er Fruchtwasser in der Lunge hat und man befürchtet, daß er zu wenig Sauerstoff bekommen hat, weil ich falsch geatmet habe. Als ich das später erfahre, habe ich Schuldgefühle und frage die Ärztin, ob wirklich alles in Ordnung ist oder ob ich einen Fehler gemacht hab. Die meint: »Nein, er hat doch genug Sauerstoff bekommen, er war halt nur blau, aber die Plazenta war völlig in Ordnung.«

Als Gerhard ihn mir wieder zurückbringt, kann ich ihn zum ersten Mal richtig im Arm halten. Er ist überhaupt nicht zerknautscht und hat keine Käseschmiere. Ich sehe ihn an und denke, das ist mein Kind. Ich finde ihn einfach nur schön. Er ist mir sofort vertraut.

Als ich mit dem Kind im Arm über den Flur geschoben werde, bin ich total stolz. Da stehen viele Leute auf dem Flur, und ich kann jedem zeigen: Ich hab's geschafft.

Den schlimmsten Teil der Geburt hab ich ohne Betäubung gemacht. Aber im nachhinein bin ich froh, denn mittlerweile weiß ich, daß bei einer PDA die Kinder oft mit der Glocke geholt werden müssen. Das ist Tobias erspart geblieben.

Die nächsten Stunden vergingen sehr schnell. Es war auf einmal halb vier nachmittags, und wir bekamen noch ein Essen hingestellt, aber ich konnte gar nichts essen. Dann hat mir die Hebamme Tobias angelegt. Anfangs wollte ich gar nicht stillen, aber später hab ich mir überlegt, daß ich das vielleicht doch ganz schön finde und Stillen ja auch die Gefahr von Brustkrebs verringert. Also wollte ich es probieren.

Nach dem ersten Mal hat er dann zwei Tage gar nicht getrunken. Aber das war in Ordnung, haben die gesagt, der braucht das jetzt nicht. Die Milch wurde dann jeden Tag mehr, aber das Stillen hat mir furchtbar weh getan. Es fing dann auch bald an, wund zu werden, und da hab ich gesagt: Nein, ich kann das nicht mehr. Ich wollte keine Schmerzen mehr aushalten, ich hatte die Nase voll von Schmerzen und wollte nicht mehr weitermachen.

Zu Hause hab ich ihn noch zwei Wochen weitergestillt, aber abends, wenn Gerhard nach Hause kam, war ich fix und fertig und tränenüberströmt, weil ich nicht mehr konnte. Jede Stunde mußte ich mich auspacken, Tobias war unzufrieden und völlig nervös, er hatte Hunger, und irgendwie kam da nicht genug. Vielleicht war ich auch zu dumm, ich weiß es nicht. Es war alles ein Riesentheater. Nein, ich hatte keine Lust mehr. Und dann kam auch dazu, daß ich neun Monate lang kaum eine Zigarette angefaßt hatte. Und ich trinke gerne mal am Abend ein Glas Rotwein mit meinem Mann, das ging auch nicht mehr, und dann sollte ich auch noch bestimmte Sachen nicht mehr essen. Das war einfach zuviel. Ich wollte nicht mehr verzichten.

Wir standen abends auf der Terrasse, es ging mir schlecht, und da hat Gerhard beschlossen: »Jetzt fahre ich in die Apotheke und hole Milchpulver.« Flaschen und was man sonst so braucht, hatte ich schon. Er fuhr in die Apotheke, und ich hab mir sofort ein Glas Wein eingeschenkt und eine Zigarette angezündet. So, das war's, hab ich gedacht. Das gönnst du dir jetzt wieder.

Zuerst hatte ich noch ein schlechtes Gewissen, weil ich dachte, die Beziehung zu Tobias würde darunter leiden, aber seitdem er das Fläschchen bekam, war er das zufriedenste Kind. Er war ruhiger, und ich war ruhiger.

Tobias war wirklich ein liebes, problemloses Baby. Anfangs hatte ich nur unheimliche Angst, mit dem Baby allein zu sein. Ich dachte immer, Mensch, hoffentlich passiert nichts, hoffentlich hört er nicht auf zu atmen. Die ganzen ersten sechs Monate hatte ich Angst vor dem »Plötzlichen Kindstod«. Ich bin ein superhysterischer Mensch, wenn es um so etwas geht. Diese Angst hat mir sehr viel Freude am Kind genommen. Ich war unheimlich nervös und habe alle zehn Minuten in sein Bettchen gesehen, wenn er schlief.

Zuerst haben wir ihn mit in unser Bett genommen. Ich hab sogar die erste Nacht im Krankenhaus mit ihm im Arm geschlafen. Wir hätten ihn nie überrollt oder plattgelegen, das geht überhaupt nicht. Jeder hat gesagt: Ihr verwöhnt das Kind, ihr kriegt das nicht mehr raus aus eurem Bett. Aber es war nicht so. Ab dem dritten Monat hab ich ihn nebenan im Kinderzimmer an sein Bettchen gewöhnt, und da schläft er heute noch ohne Theater.

Ich hatte ziemliche Probleme, nachts aufzustehen. Wenn ich aus dem Schlaf gerissen werde, bin ich ziemlich ungenießbar, will nur meine Ruhe haben und weiterschlafen. Richtig blöd. Mein Mann hat dann gesagt: »Ich mache das schon, ich helfe dir.« Obwohl er arbeiten mußte, ist er nachts aufgestanden und hat mit Hingabe das Fläschchen gemacht. Ihm war es völlig egal, ob er dreimal aufstand oder gar nicht. Er hat mir da sehr geholfen. Nach dem dritten Monat bekam Tobias abends um elf sein letztes Fläschchen, und dann hat er bis morgens um fünf durchgeschlafen. Da ist mein Mann dann sowieso aufgestanden.

Jetzt, wo Tobias ein Jahr ist, bringt er ihn jeden Abend ins Bett, mit Wickeln und allem Drum und Dran, und am Wochenende ist er für das Kind zuständig. Gerhard sagt: Ich möchte meinen Sohn genießen, ich möchte auch für ihn dasein, und ich möchte dich damit entlasten.

Wenn ich anfangs den Haushalt mal nicht geschafft habe, hat er das dann abends nach der Arbeit gemacht. Es muß aber auch nicht immer alles perfekt sein bei ihm. Er sagt, »Ich brauche eine Frau, die mit dem Kind zu Hause ist. Ob das Geschirr gespült ist, ob das Essen nun fertig ist oder nicht, das ist mir wurscht. Aber ich will, daß ihr da seid.«

Die Geburt konnte ich lange Zeit nicht vergessen. Das war ein richtiges Trauma. Zuerst hab ich gesagt, ich mach's nie wieder. Ich war mir sicher, daß ich das alles nie vergessen würde. Ich war mir sicher, es bleibt bei diesem einen Kind, ich habe meine Pflicht erfüllt. Auf der anderen Seite bin ich superstolz, daß ich das geschafft habe. Und wenn ich an die Zeit kurz danach denke, als ich dieses kleine Menschlein im Arm hatte und meine Eltern kamen und meine Schwester, das war so schön, daß ich das doch ganz gern noch mal erleben würde.

Tobias bedeutet mir alles. Ich finde es ganz toll, wie schnell er lernt, und ich genieße jede Annäherung von ihm. Als er zum ersten Mal zu mir kam und sich an mich gekuschelt hat, da hätte ich stundenlang so bleiben können.

Aber mein Leben hat sich auch drastisch verändert. Deswegen hab ich meinen Bericht auch mit München angefangen. Damals lebte ich allein, hatte einen tollen Job als Gruppenleiterin in einem Kindergarten, brauchte niemanden zu fragen, konnte weggehen, konnte machen, was ich wollte. Ich war ich selbst. Und plötzlich sind ein Mann da und ein Kind. Die erste Zeit zu Hause mit dem Kind war sehr schön. Aber jetzt fällt mir schon manchmal die Decke auf den Kopf. Dann frage ich mich: Was bist du? Köchin? Putzfrau? Mutter? Toll. Wann hab ich mal Feierabend oder Wochenende?

Manchmal denke ich, ich brauche eine Aufgabe, irgend etwas Wichtiges, für das ich auch mal gelobt werde, nicht nur von meinem Mann. Aber dann verwerfe ich diese Idee wieder, denn ich hab auch so sehr viel zu tun, ich bin rund um die Uhr im Einsatz. Für die Zukunft, wenn Tobias etwas älter ist, wünsche ich mir eine Arbeit, die ich zu Hause machen kann, damit ich dann auch noch für ihn da bin. Vielleicht als Managerin für eine Band, für die ich jetzt auch schon ab und zu etwas mache. Das würde mir sehr gefallen.

Obwohl sich durch das Kind sehr viel verändert hat, ist unsere Partnerschaft immer noch harmonisch. Abends haben wir ja noch Zeit füreinander. Aber ich finde es schade, daß wir nie mal alleine in Urlaub waren und daß wir ganz selten abends weggehen. Vielleicht so einmal im Monat. Ich muß auch mal etwas anderes sehen. Aber es gibt auch Tage, da sind wir beide so müde, da schlafen wir abends einfach auf der Couch ein.

Bis Tobias so etwa ein Jahr war, hatte ich auch überhaupt keine Lust auf Sex. Kurz nach der Geburt mit den vielen Untersuchungen und Nachuntersuchungen wollte ich einfach nicht mehr angefaßt werden. Dann war ich bei der Geburt gerissen, das wurde genäht, und es hat ziemlich lange gedauert, bis das verheilt war. Anfangs dachte ich, daß meine Lustlosigkeit damit zusammenhängt, aber auch als es nicht mehr weh getan hat, wollte ich nicht.

Ich hatte große Probleme mit meinem Körper, ich fand mich zu dick, und mein Bedarf an Zärtlichkeiten wurde durch das Kind gedeckt. Alles andere ließ mich kalt. Mein Mann hat immer wieder gesagt, ihn störe das nicht, daß der Bauch noch da ist, daß die Beine etwas dicker geworden sind: »Ich liebe dich so, wie du bist.« Aber ich starrte immer nur auf meinen Bauch. Und solange ich vor dem Spiegel stand und dachte, o Gott, wie siehst du denn aus, wurde das auch nichts. Das belastete unsere Partnerschaft sehr. Wir haben aber oft darüber gesprochen, und ich habe auch von anderen Müttern erfahren, daß das bei ihnen genauso war. Das hat mir geholfen.

Irgendwann kam dann der Kick, und jetzt ist alles wieder in Ordnung.

Schwanger zu sein, war für mich als Hebamme ein ganz besonderes Ereignis. Ich wußte immer genau, was gerade in mir passierte, und habe mit großem Interesse und Wohlwollen alle Veränderungen an mir beobachtet. Ich habe dieses perfekte Zusammenspiel bewundert. Es hat mich sehr fasziniert, alles, was ich aus der Theorie kannte, an mir selbst zu erleben.

Aber das Kinderkriegen war genauso wie bei jeder anderen Frau. Das Gebären habe ich vorwiegend aus der Sicht einer Schwangeren erlebt. Nur ganz zum Schluß, als es zu Komplikationen kam und es um fachliche Entscheidungen ging, da habe ich dann auch als Hebamme mitgedacht.

Ich war schon 30, als ich meinen jetzigen Partner kennenlernte, und da er schon Kinder hatte, brauchten wir erst mal eine ganze Weile, bis nicht nur ich, sondern auch er ein Kind haben wollte. Ich habe das so akzeptiert und mich damit abgefunden, daß das eben nicht alles so läuft, wie ich mir das früher einmal erträumt hatte: Man lernt sich kennen, man liebt sich, und dann will man ein Kind. So lief es bei mir eben nicht, aber das war auch in Ordnung.

Ich habe aber gesehen, wie mein Freund mit seinen Kindern umgeht, und gewußt, daß ich eines Tages die Vaterschaft sehr vertrauensvoll in seine Hände würde legen können, und das war für mich das Wichtigste.

Nach ein paar Jahren war es soweit, und ein Kind hat sich angekündigt. Bei meinem Freund war keine Ablehnung da, aber auch keine Euphorie, so wie bei mir. Er hat aber schon die Schwangerschaft ganz anders miterlebt als bei seinen anderen Kindern, viel bewußter und als ein viel schöneres Ereignis. Und von da an hat sich seine Einstellung geändert. Das hat ihn selbst überrascht, damit hatte er nicht gerechnet. Er bekam immer mehr Respekt vor der Schwangerschaft und vor der bevorstehenden Geburt. Für mich war die Schwangerschaft mit ihm wie eine einzige Blüte, vom ersten bis zum letzten Tag.

Wir waren gerade in Costa Rica im Urlaub, als mir klarwurde, daß ich schwanger bin. Die Mensis blieb aus, und die Brust fing an ganz groß zu werden. Aber sonst hatte ich nichts, keinen Schwindel, kein Erbrechen, gar nichts. Wir haben uns sehr gefreut, wenn auch etwas zurückhaltend. Ich hatte ein halbes Jahr vorher in der siebten Woche eine Fehlgeburt gehabt. Auch wenn ich wußte, daß es bis zur 10. Woche 30 Prozent Fehlgeburten gibt, hatte ich nie damit gerechnet, daß es mich selber treffen könnte; also waren wir diesmal mit der Freude etwas vorsichtiger und haben es erst nach der 10. Woche unseren Freunden und Verwandten erzählt.

Ich habe während der Schwangerschaft zehn Tage im Monat in der Klinik gearbeitet und teilweise auch noch freiberuflich in der Geburtsvorbereitung und Wochenbettbetreuung. Es hat richtig Spaß gemacht, dann, wenn alle davon erzählten, wann ihre Kinder kamen, auch sagen zu können, wann unser Kind kommt. In dieser Zeit habe ich auch zu den Frauen und ihren Kindern, die ich gerade betreute, eine sehr große Nähe empfunden. Das war sehr schön. Ich habe während der Schwangerschaft noch gerne gearbeitet, aber ich habe mich auch sehr darauf gefreut, bald damit aufzuhören und mit dem Kind eine ganz besondere berufliche Pause zu machen.

Ich habe die Schwangerschaft so wenig wie nötig medizinisch begleiten lassen, und es sollte so wenig wie möglich eingegriffen werden. Meinen allerersten Ultraschall habe ich in der 9. Woche zusammen mit zwei Kolleginnen selbst gemacht. Man konnte schon ein bißchen die Arme sehen und die Beinchen, und uns liefen allen die Tränen hinunter; auch den anderen Hebammen, die zwanzig Jahre Berufserfahrung und schon einige Schwangere erlebt hatten. Das Kind hat eine ganze Weile ruhig dagelegen, so vier oder fünf Minuten, und wir haben uns erst mal richtig satt gesehen. Irgendwann war es ihm genug, und es hat sich umgedreht, da haben wir aufgehört. Das war ein sehr, sehr rührender Moment. Mehr Öffentlichkeit sollte es aber auch nicht haben. Ich habe dann erst wieder in der 20. Woche den Organultraschall machen lassen, davon haben wir auch eine Videokassette.

Ab der 8. Woche habe ich ständig das Wachstum der Gebärmutter getastet, so begann auch der äußere Kontakt zum Kind. Der innere Kontakt ist sowieso ständig dagewesen, oft habe ich in Gedanken den Umriß des kleinen Körpers umstreichelt. In der 18. Woche habe ich im Traum sehr deutlich gesehen, daß es ein Junge ist, und ich habe sehr oft gehört, daß das dann auch stimmt. Ich war mir seitdem auch ziemlich sicher, obwohl uns der Ultraschall das nicht verraten hat. Am Anfang haben wir ihn Junior genannt, später während der Schwangerschaft Albert, aber wir waren uns wegen des Namens noch nicht einig.

Beschwerden hatte ich während der gesamten Schwangerschaft praktisch überhaupt keine, nur zweimal nachts etwas stärkeres Sodbrennen und ab und zu Verdauungsprobleme, aber das hat mich nicht weiter gestört. Ich habe mich oft im Spiegel angesehen und fand diesen Bauch sehr schön. Eigentlich habe ich mich gefühlt wie eine Prinzessin. Ich habe die Besonderheit dieses Zustands sehr intensiv empfunden und genossen.

Es hat mir auch gefallen, daß in der Arbeit sehr viel Rücksicht auf mich genommen wurde, daß ich zum Beispiel immer den bequemsten Stuhl bekam und darauf geachtet wurde, daß ich nicht zuviel arbeite. Weil ich mich überhaupt nicht eingeschränkt fühlte, habe ich eigentlich soviel gearbeitet wie immer, und da haben mich die Kollegen manchmal gebremst. Das fand ich schon sehr schön, daß man mal in dieser Intensität beachtet wird, das habe ich sehr genossen.

Von der Geburt selbst hatte ich keine konkreten Vorstellungen. Ich habe mir versucht vorzustellen, wie das sein wird, wenn die Wehen anfangen, und habe mich manchmal gefragt, ob ich das dann auch alles so schaffen werde, wie ich das in der Geburtsvorbereitung immer lehre. Ob ich die innere Ruhe haben werde. Aber Hauptsache war für mich, daß mein Freund in dem Moment, wenn das Kind kommt, dabei ist. Also daß wir drei zusammen sind. Sonst habe ich alles auf mich zukommen lassen. Als Hebamme weiß ich, daß jede Geburt ihre eigene Dynamik hat und man vorher nie wissen kann, wie das ablaufen wird.

Die Hebamme, die mich betreuen sollte, war meine Freundin und Kollegin Ines, mit der ich auch zusammenarbeite. Wir waren auf alles vorbereitet: von der Hausgeburt über die Klinikgeburt bis zum Kaiserschnitt. Wäre alles ganz normal verlaufen, hätte ich zu Hause geboren. Ich wollte auch ausprobieren, wie ich mich mit Wehen im Wasser fühle, und wenn ich mich dann in der Wanne absolut wohl gefühlt hätte, hätte das Kind auch im Wasser kommen können. Aber sonst hatte ich für die Geburt keine konkreten Wünsche. In der Geburtsvorbereitung habe ich den Frauen immer gesagt: Man muß sich fallen lassen. Und das galt natürlich auch für mich. Das ist ein eigenes Geschehen, das kann man nicht planen.

Als der Termin immer näher rückte, war mir völlig klar, daß ich übertragen würde. Die Schwangerschaft war einfach zu angenehm. Noch Tage nach dem errechneten Geburtstermin bin ich durch den See geschwommen und Fahrrad gefahren. Wir haben 85 Stufen hoch gewohnt, und auch das war noch nicht schlimm.

Ich war als Hebamme fest davon überzeugt, daß sich jedes Kind seinen Geburtszeitpunkt selbst aussucht. So wollte ich auf keinen Fall eingeleitet werden, auch wenn ich 14 Tage über dem Termin gewesen wäre. Ich habe alle zwei Tage ein CTG machen lassen, und das Kind hat sich ganz normal bewegt, wie immer.

Seine Art, in dem Bauch zu leben, habe ich sehr bewußt wahrgenommen. Es rekelte und streckte sich immer um die gleiche Zeit, das eine Bein nach oben, und dann krabbelte es unten mit den Händen umher. Das war jeden Tag das gleiche. Ich habe mir auch zugetraut, anhand seiner Bewegungen herauszukriegen, wann es ihm nicht mehr ganz so gutging.

Am 30. Juli, eine Woche über Termin, war mein letzter schöner Schwangerschaftstag. Ich fuhr mit dem Fahrrad zu meiner Gynäkologin zum CTG. Ein Mann von der Stadtreinigung stand mit dem Rücken zu mir an der Straße und schwenkte seinen Besen gerade in dem Moment in die Höhe, als ich vorbeifuhr. Ich fiel direkt über den Lenker und fand mich auf dem Bauch wieder. Das war ein sehr schlimmer Moment. Ich wußte, daß die Plazenta bei mir vorn sitzt, und als ich mich nach dem Sturz auf dem Bauch wiederfand, schoß mir sofort durch den Kopf, daß sich die Plazenta durch so einen Sturz vorzeitig ablösen kann und daß ich es dann nicht mehr bis in die Klinik schaffe. Bis dahin wäre das Kind tot.

Der Bauch war steinhart. Ich habe versucht, ihn etwas weicher zu atmen, das ging auch, und nach ein, zwei Minuten hat sich das Kind wieder bewegt. Und zwar völlig gelassen, so wie es sich immer bewegt hat. Da war ich erst mal sehr erleichtert. Das Kind selbst hat mich beruhigt.

Ich fuhr mit dem Notarztwagen ins Krankenhaus, da wurde ein Langzeit-CTG geschrieben, und das war auch in Ordnung. Ich muß so über den Lenker gefallen sein, daß ich mich mit den Händen abgestützt und aufgefangen habe. Aber durch den Rückstau beim Sturz waren die Ellenbogenknochen beidseitig gesplittert. Da hatte ich dann einen sehr verzweifelten Moment. Ich dachte, jetzt kriegst du beide Arme eingegipst, und in den nächsten Tagen kommt das Kind. Da bin ich ganz, ganz tief gefallen.

Der Chirurg sagte aber, es müsse nicht unbedingt gegipst werden, es könne auch so heilen, und so haben wir es dann auch versucht. Ich konnte die Arme nicht bewegen, ich konnte noch nicht einmal ein Glas heben, ich war reichlich über Termin, und das Kind mußte jetzt irgendwann kommen. Das war ein ganz, ganz schlimmer Tag. Da war ich sehr verzweifelt.

Viele hatten gesagt: »Bist du denn verrückt, jetzt noch Fahrrad zu fahren!« Aber das bedaure ich nicht. So wie es passiert ist, war es einfach Schicksal. Das sollte so sein. Hätte ich ein anderes Fahrzeug genommen, dann wäre es trotzdem passiert. Und im Auto waren zwischen Bauch und Lenkrad nur noch vier Zentimeter, da hatte ich immer Angst, daß mir einer hinten reinfährt. Im nachhinein stellte sich dann heraus, daß es wohl wirklich passieren sollte, denn das Kind war schwer übertragen, so daß es allerhöchste Zeit war, daß die Geburt losging.

In der Nacht nach dem Unfall kann ich unerwarteterweise gut schlafen. Am nächsten Morgen, es ist der 31. Juli, ein Samstag, sehe ich, als ich zur Toilette gehe, etwas Blut, also dieses sogenannte Zeichnen. Ich bin mittlerweile neun Tage über Termin, und ich denke, dann wird es wohl heute sein.

Ich habe zwar keine Senkwehen, das fehlt mir schon ein bißchen, denn es gehört einfach dazu. Auch der Kopf des Kindes ist nicht so tief im Becken, wie es sich bei einer Erstgebärenden gehört, aber, na gut, es muß ja nicht immer alles so sein, wie es im Buche steht. Eigentlich habe ich sehr viel Vertrauen zu meinem Körper und zu meinem Kind, und ich bin fest davon überzeugt, daß wir das ohne Probleme schaffen werden.

Meine Hebamme Ines kommt, macht ein CTG und untersucht mich. Obwohl ich keine Wehen bemerkt habe, ist der Muttermund schon einen Finger breit geöffnet. Hin und wieder spüre ich jetzt auch eine Wehe, aber noch nichts Wesentliches.

Es ist ein heißer Tag, und ich überlege mit Ulf, ob wir noch zu Freunden aufs Land fahren, das ist so eine Stunde entfernt. Zu Hause bleiben oder spazierengehen finde ich in der Hitze doof, also fahren wir. Diese Freunde sind auch die einzigen, denen wir von dem Fahrradunfall erzählen. Jeden Tag rufen Leute an, wollen wissen, wann denn das Kind kommt, und wenn wir jetzt noch von dem Unfall erzählen, bringt das überhaupt nichts. Also weiß es keiner, auch nicht unsere Familie.

Auf der Fahrt zu unseren Freunden kommt kurz vor jeder Autobahnabfahrt eine Wehe, die ich auch schon veratmen muß. Beim Veratmen brauche ich mich nicht viel zu bewegen, ich setze mich so hin, daß ich mich leicht vorbeugen kann und der Bauch zwischen die Beine paßt. Fahren wir die nächste Abfahrt runter, oder fahren wir weiter?, frage ich mich jedes Mal. Aber dann ist es gerade vorbei, und wir fahren weiter. Nach drei Stunden bei unseren Freunden kommen die Wehen alle fünf Minuten, und die Blutung wird auch stärker. Wir fahren zurück nach Hause.

Die Rückfahrt ist sehr schön. Die Felder sind gerade abgemäht, und überall liegen Strohballen. Das ist ein wunderschöner Tag zum Gebären. So soll er sein. Ich fühle mich bereit und offen, ich bin total in Stimmung. Mein Freund und ich sind ganz nah beieinander, wir haben aufgehört zu sprechen, sind beide ganz ruhig und gelassen.

Inzwischen ist es sieben Uhr, und Ines hat gerade Dienst in der Klinik. Da fahren wir zum CTG und zur Untersuchung zu ihr ins Krankenhaus. »Na ja, eigentlich fast der gleiche Befund wie heute früh, nur ein kleines bißchen mehr«, sagt sie. So stark wie die Wehen waren und auch die Blutung, war ich mir eigentlich sicher, daß der Muttermund gute drei Zentimeter auf ist. Aber es ist nur ein Zentimeter. Na gut, kann ja alles noch kommen, denke ich. Aber es ist zu diesem Zeitpunkt schon alles so, wie es normalerweise nicht ist. Trotzdem bin ich noch nicht besonders beunruhigt.

Wir fahren erst noch mal nach Hause, und Ulf legt im Wohnzimmer die Folien aus, die wir für die Geburt vorbereitet haben. Bis jetzt habe ich die Wehen entweder im Stehen oder im Sitzen veratmet, das geht gut. Nur wenn ich den Rhythmus verpasse und nicht mit dem Ausatmen anfange, dann bekomme ich irgendwie ein Problem. Ich erinnere mich daran, wie ich den Frauen im Vorbereitungskurs immer sage: die Wehe mit einem Ausatmen begrüßen.

Ich gehe in die Badewanne – und will nie wieder raus. Das ist einfach sehr schön, total angenehm, eine extreme körperliche Erleichterung. Die Blutung wird stärker, es wird jetzt schon irgendwie weitergehen. Während der Wehen spüre ich auch immer einen kräftigen Schub nach unten, so daß ich mir ganz sicher bin, es geht voran. Auch in der Wanne hört Ines immer mal wieder die Herztöne mit dem Holzstethoskop ab: Alles in Ordnung, genauso beim CTG.

Gegen Mitternacht steige ich aus der Wanne, und als Ines mich wieder untersucht, hat sich noch immer nichts getan. Das Kind kommt mit dem Kopf nicht richtig ins Becken rein, und der Muttermund geht nicht auf. Jetzt ist klar, daß es nicht so gut aussieht. Ich bin traurig. Ich habe die ganze Zeit umsonst gearbeitet. Wir beschließen, bis zwei zu warten, und wenn sich bis dahin nichts tut, fahren wir in die Klinik.

Um zwei untersucht mich Ines noch einmal, dabei geht die Fruchtblase auf, und das Fruchtwasser ist dunkelgrün. Das schokkiert mich nicht besonders, denn beim letzen Ultraschall am Tag vorher hat der Arzt gesagt, daß die Plazenta schon ziemlich verkalkt und nicht mehr viel Fruchtwasser da ist. Außerdem habe ich schon viele Geburten erlebt, die auch noch mit grünem Fruchtwasser völlig in Ordnung verlaufen, wenn man die Ruhe behält. Ich bin nicht aufgeregt, aber hin und wieder habe ich das Gefühl, ich kann nicht mehr. Mein Freund ist sehr beeindruckt, weil er so etwas von mir nicht kennt, und als Ines dann sagt, natürlich kannst du noch, beeindruckt ihn das wiederum. So sind die Hebammen, habe er da gedacht, wie er mir später erzählt.

Ich bin so kaputt, das ist so hart, so harte Arbeit. Die Wehen strengen mich sehr an, aber in den Pausen kann ich optimal entspannen. Ich habe immer noch die Hoffnung, daß es mehr wird, aber eigentlich spüre ich die ganze Zeit, daß die Wehen zwar sehr weh tun, aber nichts ausrichten. Und da ist auch so etwas wie eine innere Stimme, die mir sagt: Was du da machst, das geht eigentlich gar nicht. Die nächste Untersuchung bringt wieder nichts Neues, nach acht Stunden kraftigen Wehen hat sich noch immer nichts getan. Dafür fangen beim nächsten CTG die Herztöne an, während jeder Wehe schwächer zu werden.

Wir fahren in die Klinik.

Ich überlege mir kurz, wer da gerade Dienst hat, und ich habe mir auch einen Arzt und einen Oberarzt ausgesucht, die dabei sein sollen. Dieses Privileg habe ich als Hebamme. Es ist klar, ich werde eine PDA bekommen müssen, denn das ist das einzige, was bei so einem Verlauf eventuell noch helfen kann. Manchmal schafft eine totale Schmerzausschaltung eine solche Entspannung, daß der Muttermund dann doch noch aufgeht. Vom Kaiserschnitt ist jetzt noch nicht die Rede, aber ich rechne schon damit, der Befund ist einfach zu ungünstig.

Während der Autofahrt habe ich das Gefühl, daß sich der Druck nach unten doch noch verstärkt, aber der Muttermund öffnet sich nicht mehr als zwei Zentimeter. Ich habe bei uns in der Klinik den Ruf, eine außerordentliche PDA-Gegnerin zu sein, und jetzt bekomme ich selbst eine. Bei einem normalen Geburtsverlauf lehne ich eine PDA auch ab, aber bei einem gestörten Geburtsverlauf, wie bei mir, kann sie nützlich sein.

Ich bin auch nicht begeistert davon, mir jetzt eine Spritze in den Rücken geben zu lassen: Schon als die Nadel zur Betäubung gebracht wird – und die ist noch winzig klein –, hüpfe ich vor Schreck vom Bett. Letztendlich tut die PDA aber nicht weh, und nach drei Wehen fängt sie schon an zu wirken. Ich spüre keine Schmerzen mehr und falle für zwei Stunden in einen absoluten Tiefschlaf – ich bin total erschöpft. Mein Freund legt sich auch hin, und wir wollen abwarten, ob vielleicht noch etwas passiert.

Weil die Wehen etwas nachlassen, bekomme ich einen Wehentropf. Das verträgt das Kind aber nicht gut, die Herztöne werden weiterhin bei jeder Wehe etwas schwächer, und es ist klar, daß es das nicht lange Zeit aushalten wird. In so einer Situation wird normalerweise etwas Blut vom Köpfchen abgenommen, um zu untersuchen, wie es dem Kind geht. Aber da bin ich aufgrund meiner beruflichen Erfahrung der Meinung, daß das nichts bringt und daß man das auch aufgrund des CTGs beurteilen kann. Ich will das nicht, daß man ihm da jetzt zig Mal in den Kopf piekt, um am Ende doch sagen zu müssen, nein, wir können nicht warten.

Nach zwei Stunden untersucht mich dann noch mal der Arzt und meint, der Befund sei gar nicht so schlecht, da könne man noch dies oder das versuchen, vielleicht würde ja noch etwas passieren. Als Hebamme weiß ich aber, wenn man das jetzt alles macht und ich noch mal acht Stunden daliege, passiert vielleicht noch etwas, vielleicht aber auch nicht, und mit Sicherheit hat mein Kind acht Stunden lang mehr Streß, und ich kann es anschließend auf der Intensivstation besuchen. Das will ich nicht. Ich will mein Kind in meinen Armen haben und nicht mehr weggeben. »Ist gut gemeint, aber laß es sein«, sage ich zum Arzt, »ich will keine Experimente, machen wir den Kaiserschnitt, ist in Ordnung so.«

Ich bin auch erleichtert. Und jetzt kann ich auch wieder als Hebamme denken und will wissen, ob man mit einer PDA noch aufstehen kann, ob die Motorik noch da ist. »Du bist verrückt«, sagen meine Kollegen, aber ich will es ausprobieren. Ich stehe selbst vom Bett auf und lege mich auf das OP-Bett. Es geht. Das finde ich sehr interessant.

Ich habe mir schon vorher überlegt, wenn es zu einem Kaiserschnitt kommen sollte, dann wenn möglich nicht mit Vollnarkose, sondern mit PDA, damit wir den Moment der Geburt alle drei zusammen erleben können. Mein Freund hat immer gesagt, er glaube nicht, daß er bei der Geburt dabeisein könne oder wolle, weil er so hilflos sei, wenn ich da leide, das sei für ihn schlimm. Das kann ich akzeptieren, auch weil meine Freundin Ines ja die ganze Zeit bei mir ist. Sie soll ihn dann in dem Moment rufen, wenn das Kind rauskommt, damit er es nehmen kann. Ich habe ihn auch nie darum gebeten dabeizusein, aber irgendwie ergibt es sich so. Das Ganze hat eine eigene Dynamik, und bisher gab es einfach keinen Moment, in dem er hätte weggehen können.

Als er in OP-Kleidung an der OP-Tür auf das Kind wartet, nimmt ihn ein Anästhesist einfach ohne zu fragen mit und stellt ihn neben mich. Also ist er jetzt da, bei mir. Weder er noch ich können von der eigentlichen Operation etwas sehen, ab Brusthöhe ist mein Bauch mit Tüchern abgeschirmt. Die Stimmung im OP-Saal ist phantastisch. Alle duzen sich, wir sind alle voller Freude und albern herum, ich habe überhaupt keine Angst. Es wird noch der Oberarzt dazugerufen, den ich auch schon lange kenne und sehr mag, und dann geht es los.

Ich spüre deutlich, daß sie das Skalpell ansetzen. Kein Schmerz, aber ein dumpfer Schnitt. Ich bin überrascht. »Ich weiß, daß ihr da jetzt dran seid«, sage ich. Keiner reagiert. Dann muß das wohl so sein. Mir ist auch völlig klar, was die da jetzt an mir machen, ich habe das ja schon oft genug gesehen.

Um 8.23 fragt mich der Oberarzt: »Na, willste deinen Sohn mal sehen?« Hagen schreit sofort los. Das finde ich großartig, ich bin beruhigt, es geht ihm gut. Was für ein verläßliches Kind. Ich bin so stolz auf ihn. »Na, gib mal her, den Mann meiner Träume.« Das ist so schön. Er hat den ganzen Fuß voller Stuhlgang, und den setzt er mir – platsch – auf die Stirn. Ich bestehe darauf, daß mir den keiner abwischt. Hagen wird mir an die Wange gehalten, ich kann ihn riechen, seine Haut spüren, das ist sehr schön. Er riecht wie ein Meer voller Leben. Ulf, mein Freund, ist neben mir, wir sind so stolz und so glücklich, es ist wirklich überwältigend. Viel überwältigender, als ich es mir jemals hätte vorstellen können.

Hagen muß dann erst mal zu den Kinderärzten, und wenn das Fruchtwasser grün war, hantieren die meistens ewig mit den Kindern herum. Aber Ines sagt ihnen, daß das der Sohn ihrer Kollegin ist und sie ihn so schnell wie möglich zurückhaben will – und ist dann auch in Windeseile wieder mit ihm da.

Ulf hält ihn, wir schmusen Wange an Wange, und wir sind die ganze Zeit zusammen. Selbstverständlich finden wir Hagen wunderschön, auch wenn ich ganz genau weiß, daß alle Kollegen meinen, »na ja, vielleicht wird er ja noch«. Ich finde, daß er schon ein sehr vielversprechendes Gesicht hat, aber er ist völlig zerknittert, hat ganz viele Falten, und seine Haut schält sich furchtbar, weil er so übertragen ist. So schlimm habe ich das in meinen 18 Jahren als Hebamme noch nie erlebt. Das ist sicher auch der Grund, warum die Geburtsdynamik gestört war.

Als mein Bauch wieder zugemacht wird, spüre ich trotz PDA doch noch eine ganze Menge. Es tut richtig stark weh. So als würden sie mir die Haare vom Kopf und durch den ganzen Körper ziehen. Darauf hatten mich meine Kollegen aber vorbereitet, sie hatten gesagt, wenn das gemacht wird, dann tut das noch mal richtig weh. Ich muß den Schmerz wie bei einer Wehe veratmen, das ist noch mal richtige Arbeit. Aber ich bin darüber auch froh, denn so habe ich wenigstens am Schluß noch mal einen Schmerz, mit dem ich mich auseinandersetzen muß. Mit der Schmerzausschaltung durch die PDA spüre ich ja nichts mehr von der Geburt. Ich habe keine Schmerzen, aber auch sonst keine Empfindungen. Da ist es mir wichtig, daß ich am Schluß doch noch etwas tun muß, kämpfen kann. Hagen hat ja auch die ganze Zeit etwas getan und gekämpft. Er sieht auch schwer geschafft aus, mehr geschafft als ich.

Als ich aus dem OP kam, standen da alle Kollegen, und allen liefen die Tränen herunter. Da war ganz viel Anteilnahme. Das war sehr schön. Und Hagen habe ich nicht ein einziges Mal mehr hergegeben, ich habe ihn die ganze Zeit im Arm gehalten.

Der Kaiserschnitt war morgens um halb neun, und nachmittags um fünf hat mir eine Kollegin beim Aufstehen geholfen, so daß ich mich ein bißchen frischmachen konnte. Das war alles nicht so einfach. Die PDA hätte ich noch 24 Stunden lang selbst nachspritzen können, das hätte den sehr unangenehmen Wundschmerz etwas reduziert, aber davon habe ich keinen Gebrauch gemacht, denn ich wollte so schnell wie möglich nach Hause. Darüber, daß ich jetzt wegen des Kaiserschnitts in der Klinik bleiben mußte, war ich am meisten traurig. Ein Kind gehört nach Hause, wo Vater und Mutter sind, und nicht in die Klinik mit andauerndem Besuch.

Es war sehr schade, daß das nicht ging, daß nur wir drei allein, ohne Besuch, unser Glück genießen konnten. Aber wenigstens war ich in der Lage, von Anfang an mein Kind selbst zu versorgen und auch zu stillen. Ich hatte tierischen Ehrgeiz, die Klinik so schnell wie möglich zu verlassen, ich wollte wirklich nur so lange bleiben, bis ich mich so gut fühlte, die 85 Treppenstufen bis zu meiner Wohnung zu schaffen.

Am zweiten Tag kamen 31 Leute zu Besuch, das war genug. Ich habe mich gut gefühlt und wußte genau, morgen schaffe ich meine 85 Stufen, und dann gehen wir. Alle hielten mich für verrückt, aber ich habe das gemacht. Ich wußte, ich kann mir das zutrauen, und ich wußte auch aufgrund meiner beruflichen Erfahrung, auf was ich dann besonders achten muß. Das Anziehen und Treppensteigen ging dann sogar noch besser, als ich gedacht hatte, und das Nachhausekommen war einfach traumhaft. Aber oben angekommen, blieb ich dann auch die nächsten Tage im Bett.

Das Stillen war sehr schön. Beim ersten Mal war Hagen noch ziemlich geschafft von der Geburt und hat nur an einer Seite ein bißchen getrunken. Nach drei, vier Stunden hat er dann richtig Hunger gekriegt, und da hat es dann schon gut geklappt. Es gab beim Stillen nicht ein einziges Problem. Die Brustwarzen wurden nie wund, die Brust war auch nie hart, einfach gar nichts. Ich bekam auch nicht diesen Steinbusen, mit dem ich fest gerechnet hatte und den ich aus der Wochenbettbetreuung kenne.

Hagen hatte dann auch ganz schnell einen festen Rhythmus, so daß er abends um elf oder zwölf das letzte Mal getrunken hat und dann erst morgens um sechs wieder, ganz ohne nächtliche Störungen. Ich habe das auch sehr intensiv in diese Richtung getrieben. Wenn er nachmittags quengelig war, habe ich ihm nichts gegeben, sondern ging mit ihm spazieren, und dann hatte er abends ordentlich Hunger. Vom Stillen nach Bedarf halte ich nicht soviel, ich bin sehr dafür, daß die Kinder einen Rhythmus kriegen, denn letztendlich basiert die ganze Welt auf Rhythmen. Und ich bin selbst davon überzeugt, daß der Rhythmus der Kinder der Vier-Stunden-Abstand ist.

Ich war sehr überrascht, wie pflegeleicht Hagen war, da hatte ich mit schlimmeren Sachen gerechnet. Er war so zufrieden in seiner Welt, das habe ich beim Kind einer Erstgebärenden nur ganz selten erlebt. Die ersten drei Wochen war er ein regelrechter »Ableger«, er hat nur getrunken und geschlafen. Und wenn er mal unruhig war, hat er damit letztendlich nur unsere Verfassung widergespiegelt.

Manchmal fand ich es aber auch anstrengend, wenn ich jeden Nachmittag mit ihm spazierengehen mußte, nie mehr bis zehn Uhr schlafen und nur noch telefonieren konnte, wenn er schlief. Es gab Zeiten, da war ich gar nicht so zufrieden mit ihm und habe dann schon gedacht, mal so acht Stunden Abstand, das wäre nicht schlecht.

Aber wir genießen die Zeit mit dem Kind sehr. Das Faszinierende für Ulf und mich ist das Erleben, wie Hagen zum Menschen wird. Das haut uns schier um, und zwar ständig. Hagen hat uns schon vom ersten Tag an beeindruckt, er fing auch sehr früh an zu lächeln. Wenn ich gesagt habe, Hagen, wir gehen jetzt spazieren, da fing er schon mit zwei Wochen an zu grienen. An Hagens erstem Geburtstag haben wir beide festgestellt, daß der Tag, an dem er geboren wurde, der schönste in unserem Leben war.

Es macht uns auch überhaupt nichts aus, daß wir jetzt nicht mehr ausgehen. Das haben wir früher sehr viel gemacht. Die paar Jahre, die man das jetzt nicht hat, sind unwesentlich. Aber ich glaube, das sieht man mit Mitte 30 anders als mit Mitte 20.

Hagen ist das Hauptthema. Wenn Ulf abends nach Hause kommt, dann geht es erst mal darum, was das Kind tagsüber so alles gemacht hat. Ulf war auch die ersten zwei Wochen nach der Geburt zu Hause und hat gesagt, daß das bisher sein schönster Urlaub war, und das, obwohl wir schon sehr viele und sehr schöne Reisen gemacht haben. Anfangs standen wir immer wieder voreinander und waren sehr gerührt und haben uns gegenseitig für das Kind gedankt. Daß das so beeindruckend ist, das wußte ich vorher auch nicht.

Mir war immer wichtig, daß ich, wenn ich ein Kind habe, es nicht allein habe. Zum Großziehen gehören einfach Frau und Mann. Man merkt das auch im täglichen Ablauf. Wenn das Kind nörgelig ist, ist es so wichtig, daß da jemand ist, der es nehmen kann, damit man mal rauskommt. Ich frage mich, wie die Frauen das machen, die alleine sind. Die tun mir so leid. Zu zweit in Harmonie ein Kind zu haben, das ist schon etwas Besonderes. Wer das nicht erlebt, der hat etwas verpaßt. Durch unser Kind sind wir noch ein Stück verliebter geworden.

Ich habe auch nicht vor, mich so schnell wieder in die Arbeit zu stürzen. Ich mache etwas Wochenbettnachsorge, aber da nehme ich Hagen mit, oder er bleibt bei Ulf. Bisher habe ich ihn noch nicht fremd untergebracht. Wenn er zwei ist, soll er in eine Kita kommen, das halte ich wegen der sozialen Kontakte für wichtig.

Ich würde gerne ein Geschwisterkind für Hagen haben, aber Ulf ist da noch etwas ängstlich. Mal sehen, da sind wir noch nicht am Ende unserer Überlegungen. Ich wünsche mir sehr, noch einmal diesen Geruch zu erleben, den Hagen in unsere Wohnung, in unser Leben gebracht hat. Und ich würde gern versuchen, mir eine zweite Chance zu geben und eine natürliche Geburt zu erleben. Ich habe schon das Gefühl, bei der Kaiserschnittgeburt etwas verpaßt zu haben. Aber ohne Kaiserschnitt wäre Hagen gestorben. Soviel ist sicher. Trotzdem bleibt die Gewißheit, daß ich nicht dazu in der Lage war, aus eigener Kraft Leben aus mir hervorzubringen.

Für mein Leben wäre es wichtig, das noch einmal anders zu erleben. Denn für mich gibt es im Leben nur drei wirklich wichtige, existentielle Dinge: die eigene Geburt, die Geburt des eigenen Kindes und den Tod. Ich glaube auch, daß eine Frau, die eine natürliche Geburt erlebt hat, das intuitiv weiß. Dieser Stolz darüber, das geschafft zu haben, über diesen riesigen Berg gegangen zu sein, Leben aus sich hervorgebracht zu haben. Diese Tortur, die dann mit einem lebendigen Schrei endet: Das ist etwas ganz Besonderes.

Wegen der Erbkrankheit in meiner Familie dachte ich eigentlich, daß ich nie Kinder bekommen könnte. Als Paul und ich geheiratet haben, wollten wir einfach zusammensein, das war die Hauptsache. Aber dann habe ich irgendwann gemerkt, daß ich mir ein Kind wünsche: Wir haben mal schlampig verhütet, und ich war furchtbar enttäuscht, als ich nicht gleich schwanger war. Da waren wir vier Jahre zusammen und hatten beide den Wunsch, als Familie zu leben. Uns fehlte da noch etwas.

Paul wußte von Anfang an, daß ich Überträgerin der Bluterkrankheit bin. Mein Vetter ist daran gestorben, meinen Bruder hindert die Krankheit an einem normalen Leben. Das Risiko, daß ich die Krankheit auf einen Sohn übertrage, ist 1:2. Eine Tochter würde die Krankheit nicht bekommen.

Es gibt verschiedene Möglichkeiten, mit so einer Situation umzugehen. Ich kenne eine Familie mit Erbkrankheit, da bestimmt die Angst vor der Krankheit das ganze Leben. Andere Betroffene ignorieren das Problem und setzen sich damit erst gar nicht auseinander.

Wir haben uns dem Problem bewußt gestellt: Uns war klar, so und so sind die Fakten und daß das alles sehr schlimm ist, aber wir wollten auch noch Freude am Leben haben und deswegen nicht auf ein Kind verzichten. Wir sind das Risiko einer Erkrankung und der damit verbundenen Folgen bewußt eingegangen, wir waren überzeugt: Letztendlich würden wir belohnt werden, und alle Schwierigkeiten würden durch ein Kind aufgewogen.

BABY PHILLIP   Bevor ich versucht habe, schwanger zu werden, haben wir uns noch einmal ganz genau informiert: in Fachbüchern, bei Selbsthilfegruppen und bei Experten. Wir hatten die Hoffnung, daß die Forschung irgendwelche Fortschritte gemacht hatte, und wollten wissen, ob es nicht möglich war, eine Erkrankung des Kindes zu verhindern, zum Beispiel indem ich gezielt ein Mädchen bekam. Aber das war alles sehr unsicher.

Als Nächstes ging es darum, wie früh man eine Erkrankung feststellen kann, welche Möglichkeiten es bei einem positiven Befund gibt und was die Eltern dann machen. Ich habe über verschiedene Betroffenenorganisationen eine Frau gesucht, die das alles schon einmal durchgemacht hat, um mit ihr über ihre Erfahrungen zu sprechen, aber ich konnte keine finden. Ich habe zwar erfahren, daß es viele Paare in unserer Situation gibt, aber die Berater sagten, viele Überträgerinnen wollten vor der Schwangerschaft gar nicht wissen, ob sie die Krankheit vererben. Sie setzten sich mit dem Problem nicht bewußt auseinander oder sprächen nicht darüber. Die meisten ließen einfach alles auf sich zukommen. Sie steckten den Kopf in den Sand, denn es ist eine schmerzhafte Sache, sich damit auseinanderzusetzen. Ich konnte das überhaupt nicht verstehen. Ich wollte alles ganz genau wissen und dann meinen eigenen Weg finden, mit dem Problem umzugehen.

Wir sind zu mehreren Ärzten gegangen, darunter namhafte Experten, und haben noch einmal Blutuntersuchungen machen lassen, aber die ursprünglichen Ergebnisse wurden nur bestätigt. Wir haben erfahren, daß es bei 90 Prozent der Überträgerinnen die Möglichkeit gibt, schon in der 11. Woche durch eine Chromosomenanalyse festzustellen, ob das Kind ein Junge wird und ob er betroffen ist. Für den Fall einer Abtreibung stellt sich da natürlich die Frage: Sind 11 Wochen weniger schlimm als 21 Wochen? Es gibt Leute, die behaupten, da sei kein Unterschied, doch für mich ist das ein großer Unterschied. Aber leider gehöre ich zu den 10 Prozent, bei denen eine so frühe Feststellung der Erkrankung nicht möglich ist. Sollte es ein Junge werden, müßten wir also bis zur 21. Woche warten und dann eine Nabelschnurpunktion machen, um das Blut des Babys untersuchen zu lassen.

Als wir beschlossen, daß es jetzt losgehen sollte, hatte Paul schon längere Zeit gearbeitet, und ich hatte für den Herbst eine Stelle als Lehrerin in Aussicht. Alles lief also in geregelten Bahnen. Ich habe gezögert, die Stelle anzunehmen, denn wenn ich jetzt gleich schwanger würde, müßte ich nach ein paar Monaten wieder aufhören. Aber dann habe ich mir überlegt, daß ich doch jetzt nicht mein ganzes Leben um diesen Kinderwunsch herumplanen könne, und habe angefangen zu arbeiten. Wenige Monate später wurde ich schwanger.

Am Anfang der Schwangerschaft war ich sehr nervös. Das lag auch an meiner Arbeit, die mich ziemlich in Anspruch nahm. Ich unterrichtete an einer schwierigen Schule in einer schlimmen Gegend. Aber im nachhinein war das eine gute Ablenkung in der ersten Zeit des bangen Wartens. Ich habe immer gern alles unter Kontrolle und will alles selbst bestimmen, aber jetzt konnte ich überhaupt nichts machen, ich mußte abwarten. Besonders frustrierend fand ich, daß ja schon alles feststand, aber man einfach noch nicht an die Informationen herankam.

Anfangs gab es noch keinen richtigen Kontakt zum Baby. Da habe ich immer »das« und »es« gesagt. Ich konnte erst mal gar nicht glauben, daß ich schwanger war.

Ich bekam dann auch noch Blutungen, und der Arzt meinte, ich hätte eine Chance von 50 Prozent, das Kind zu behalten. Ich konnte wieder nichts tun, einfach nur abwarten. Die anstrengende Arbeit, die Blutungen, die schlechte Prognose, das hat mich alles ziemlich fertiggemacht, und ich wurde ein paar Tage krankgeschrieben. Ab da hatte ich das Gefühl, ich will das Baby unbedingt behalten.

Mit 14 Wochen konnte man im Ultraschall sehen, daß es ein Junge wird. Ich wußte also immer noch nicht, ob ich das in mir wachsende Kind behalten durfte oder nicht. Es war eine schlimme

Zeit des Wartens. In der 21. Woche ließen wir die Nabelschnur-punktion machen. Wir fuhren in das nächste große Krankenhaus und waren beide sehr nervös.

Das war eine schwierige Sache, ich sah das Kind auf dem Ultra-schallmonitor und die Spitze der Nadel. Der Arzt versuchte, in die Nabelschnur zu stechen, und die rollte immer weg. Paul hat das nicht ausgehalten, er ist rausgegangen. Es ist auch so eine absurde Situation. Natürlich wollte ich nicht, daß jemand mit einer langen Nadel in der Nähe des Babys herumstochert. Aber solche Gefühle mußte ich unterdrücken. Ich versuchte, es zu ertragen und irgend-wie damit fertig zu werden.

Das Ergebnis sollte noch am selben Tag kommen, sie wollten anrufen. Paul war zu nervös, um auf den Anruf zu warten, er hat irgendwelche Sachen zur Müllkippe gefahren. Ich saß zu Hause neben dem Telefon. Als er gerade weg war, kam der Anruf: Alles in Ordnung.

Das war unbeschreiblich. Endlich konnte ich die Schwanger-schaft so richtig genießen. Ich habe mich in alles reingestürzt und mit großer Energie das gemacht, was ich mir vorher nicht erlaubt hatte, habe einen ganzen Berg Schwangerschaftszeitschriften ge-kauft und mich zur Geburtsvorbereitung und zum Yoga-Kurs ange-meldet. Ich war ganz stolz auf den Bauch und alles, was dazuge-hörte, und konnte mich so richtig freuen.

Ich wollte einfach alles richtig machen. Die Geburt wollte ich bewußt erleben, und mein Kind sollte ganz natürlich geboren wer-den. Um mir ein eigenes Urteil zu bilden, habe ich alles darüber gelesen, was man je darüber lesen kann, und ich war dann auch sehr damit zufrieden, wie alles gelaufen ist. Es war gut, daß ich mich über alles so gründlich informiert hatte.

Verwundert war ich darüber, daß die meisten Schwangeren so wenig über die Geburt wußten. Nach der Geburt meinten die ganz entgeistert: Also, daß das so weh tut, das hätte ich nicht gedacht. Gut, man kann sich die Schmerzen im Grunde nicht vorstellen, aber alle sagen doch, daß das unwahrscheinlich schmerzhaft ist. Ich verstehe nicht, wie man sich da noch Illusionen machen kann, daß man das mal eben so ohne große Strategie bewältigt. Ich kann überhaupt nicht nachvollziehen, daß man die Augen davor verschließt und sagt, es wird schon gutgehen.

Am Anfang der Schwangerschaft war mir etwas schlecht, und gegen Ende hatte ich auch mal geschwollene Beine, aber ich war glücklich. Es hat mir überhaupt nichts ausgemacht, und es geht ja dann auch wieder weg. Ich war unheimlich stolz und habe das richtig genossen. Es hat mich deshalb ziemlich genervt, wenn andere Schwangere drei Wochen vor dem Termin rumjammerten: »Wann ist es denn soweit, ich kann es schon nicht mehr aushalten, ich muß dauernd aufs Klo.« Da habe ich gedacht: »Na und, sei doch froh, daß du ein Baby hast, andere haben keins.«

Die meisten Frauen werden ungeduldig, wenn das Baby nicht am errechneten Termin kommt – bei mir war das anders. Als der Termin näherrückte, habe ich auch nie gedacht, so, jetzt kann es jeden Moment losgehen, jetzt kommt die Wehe, und dann muß ich sofort ins Krankenhaus. Ich wußte, daß so etwas lange dauert und daß wir viel Zeit haben werden. Da hatte ich die Ruhe weg. Und ich hatte auch das Gefühl, daß es jetzt noch nicht kommt.

Zwei Tage vor dem errechneten Termin hatte ich Geburtstag, und wir haben noch eine riesige Party gemacht, mit so 40 Leuten. Es wurde ständig darüber gewitzelt, daß das Baby jetzt gleich kommt. Es hat mich genervt, daß die immer wollten, daß es schon kommt, ich wollte es noch gar nicht hergeben.

Als es dann soweit war, war ich zwei Wochen über Termin. Aber was heißt schon Termin. Das sagt einem doch der gesunde Menschenverstand, daß nicht jede Frau exakt nach 40 Wochen entbindet. Das hängt davon ab, ob das Baby schon fertig ist und ob man bereit ist loszulassen. Das war ich nicht. Ich wollte die Trennung noch ganz lange hinauszögern. Ich konnte es noch immer nicht fassen, daß ich schwanger war. Das war einfach ein Wunder, ich fand alles ganz toll. Ich habe mich zwar auf das Baby gefreut, aber diese Zeit vorher wollte ich noch genießen.

Ich hatte schon einen Einleitungstermin, aber ich wollte auf gar keinen Fall, daß die Geburt eingeleitet wird. Wenn erst mal in die natürlichen Abläufe eingegriffen wird, dann ist die Versuchung groß, noch mehr herumzumanipulieren.

Ich wußte genau, was ich wollte und was ich auf keinen Fall wollte. Das Krankenhaus konnte ich mir nicht aussuchen, es gab nur eines in unserer Nähe, und das war nicht so, daß ich gern dort geblieben wäre. Ich wollte so lange wie möglich zu Hause bleiben, dann im Krankenhaus das Baby zur Welt bringen und danach sofort wieder gehen. Ich wollte keine Schmerzmittel, ich wollte versuchen, möglichst lange im Geburtspool zu bleiben, aber dann, kurz bevor das Baby kam, wieder rausgehen. Die Nabelschnur sollte erst durchtrennt werden, wenn sie aufgehört hatte zu pulsieren. Ich habe einen genauen Geburtsplan geschrieben, wo zum Beispiel auch drinstand, wie das laufen soll, wenn ein Kaiserschnitt gemacht werden muß, und Paul hatte die Anweisung, darauf zu achten, daß der Plan auch eingehalten wird.

Die Geburt dauerte 16 Stunden. An einem Sonntag, morgens um fünf, wurde ich wach, weil ich spürte, wie etwas Flüssigkeit aus mir herauslief. Ich dachte, die Fruchtblase sei vielleicht geplatzt. Wir haben im Krankenhaus angerufen, und die sagten uns, wir sollten kommen. Es war tatsächlich Fruchtwasser, aber aus dem Bereich hinter dem Kind, da war die Infektionsgefahr gering, und ich durfte wieder nach Hause. Der Wehenschreiber zeigte auch schon leichte Wehen, aber ich konnte sie kaum spüren, es war mehr wie ein kleiner Krampf, noch nicht schmerzhaft. Wir sind spazierengegangen und haben ganz normal weitergemacht. Den ganzen Sonntag wurden die Wehen kaum stärker.

Am nächsten Morgen sind wir wieder ins Krankenhaus gefahren, der Muttermund wurde abgetastet, war aber noch nicht offen. Wir sind tagsüber wieder viel spazierengegangen, aber es tat sich noch immer nichts. Erst am Abend habe ich beim Fernsehen gemerkt, daß ich mich auf das Programm gar nicht mehr konzentrieren konnte, weil die Wehen stärker wurden. Jetzt ging es richtig los. Die

Wehen kamen von Anfang an immer dicht hintereinander, der Abstand war immer kürzer als zehn Minuten und änderte sich auch nicht. Nur die Intensität der Schmerzen nahm zu.

Ich mußte jetzt ganz automatisch so ein Summ-Brumm-Geräusch machen. Das war wie ein Urinstinkt. Dieses Geräusch habe ich bis dahin nicht gekannt, das habe ich auch nirgendwo gelernt, aber ich mußte das jetzt einfach machen und konnte es nicht unterdrücken. Es hat mir auch wirklich geholfen. Meistens hockte ich während der Wehen im Vierfüßlerstand auf einem großen Kissen oder saß auf meinem Gymnastikball, das Becken nach oben. Ich habe mich herumgewälzt, kreisende Bewegungen mit den Hüften gemacht und gesummt. Um halb vier dachte ich, jetzt kann ich es wirklich nicht mehr aushalten, jetzt muß sich was getan haben.

Wir fuhren wieder mit großem Gepäck ins Krankenhaus: Außer meinen Sachen und den Sachen fürs Baby hatten wir noch den riesigen Gymnastikball, Öle und Kerzen, einen Kassettenrecorder, Musik und zig andere Sachen dabei. Das Einpacken und Auspacken ging mir zu langsam: »Jetzt mach aber mal hinne, Paul!«

Im Krankenhaus hieß es, der Muttermund sei jetzt zwei Zentimeter offen. Ich dachte, wie bitte, nach dieser ganzen Anstrengung. Das kann ja wohl nicht wahr sein. Ich war ziemlich müde, weil alles schon so lange dauerte, und ich hätte auch schon dableiben können, aber jedesmal, wenn ich das Krankenhaus betrat, ließen die Wehen wieder nach, und so, wie ich mich jetzt fühlte, konnte ich auch wieder gut zurück nach Hause.

Zu Hause habe ich mich dann noch mal vier Stunden herumgewälzt. Die Schmerzen wurden immer noch stärker, obwohl ich mir das nicht mehr vorstellen konnte. Jetzt muß der Muttermund zehn Zentimeter offen sein, dachte ich.

Als wir wieder im Krankenhaus ankamen, war ich wirklich schon ziemlich am Ende, und die Hebamme hat mir ein Schmerzmittel angeboten, damit ich ein wenig schlafen kann. Eigentlich wollte ich auf keinen Fall irgendwelche Medikamente nehmen, aber ich war so schwach und müde, und der Muttermund war erst sieben Zentimeter offen, da habe ich gedacht, ja, bitte gib mir das, ich möchte das haben, nur schlafen, alles andere ist egal. Es war, als hätte ich eine Woche nichts gegessen, und jetzt stellt mir jemand eine Sahnetorte vor die Nase. Die Vorstellung, jetzt schlafen zu können, war so verführerisch, daß ich fast schwach geworden wäre. Aber Paul hat gesagt: »Nein, das wolltest du doch nicht, und die drei Zentimeter schaffst du auch so.« Ich habe das Schmerzmittel dann doch nicht genommen.

Wir sind noch einmal nach Hause gefahren und haben weitergemacht. Morgens um halb sieben konnte ich dann wirklich nicht mehr, und wir fuhren wieder ins Krankenhaus. Die Schwestern bei der Aufnahme meinten, ich sei zur Einleitung gekommen, denn ich hatte zufällig zur gleichen Zeit den Einleitungstermin. »Nein, das ist zu spät, das Baby kommt jetzt von alleine«, rief ich.

Gegen acht lag ich endlich im Geburtspool und konnte erst mal richtig aufatmen. Es war schön warm, ich war ziemlich entspannt, und die Schmerzen ließen etwas nach. Aber bald waren die Wehen wieder da. Jetzt störte es mich, daß ich mich nirgendwo festhalten konnte, es war alles zu glitschig. Wenn eine Wehe kam, mußte ich mich festhalten, da konnte ich nicht einfach frei im Wasser schweben. Ich hätte einen Griff oder so etwas gebraucht. So mußte Paul herhalten. Er kniete neben der Wanne, und ich habe mich an seine Hände geklammert. Er hat dabei ganz schön gelitten, aber es ging nicht anders, und er hat sich auch erst hinterher beschwert.

Sonst war es in dieser Wanne ganz toll, einfach genau so, wie es sein sollte. Ich spürte, daß das alles ganz richtig war, deshalb bin ich dringeblieben, und Phillip wurde im Wasser geboren. Das war nach vier Stunden in der Wanne, um zwanzig vor zwölf.

Die Geburt war unglaublich.

Nachdem ich eineinhalb Stunden mit ungeheuer schmerzhaften Preßwehen im Wasser gehockt war, da hat die Hebamme vorgeschlagen, ich solle es doch mal mit Stehen versuchen. Ich habe nur gesagt: »Kann ich nicht, kann ich nicht.« Ich habe geschrien, ich habe mich völlig dem Schmerz hingegeben, und ich konnte einfach nicht aufstehen. »Doch, doch, wir helfen dir«, sagte die Hebamme. Sie hat mich unter den einen Arm gefaßt und Paul unter den anderen, und dann haben sie mich bis zur Hüfte aus dem Wasser gezogen.

Diese Position hat es tatsächlich gebracht, kurz danach kam das Köpfchen. Das war unglaublich. Das Baby steckte auch noch in der Fruchtblase, das konnte aber nur die Hebamme sehen. Sie stand hinter mir: »So, paß auf, wenn er jetzt rauskommt, dann gebe ich ihn dir.« Eine Minute lang passierte nichts. Ich war so überwältigt, ich konnte mir nicht vorstellen, daß er jetzt wirklich gleich da ist. »Der kommt jetzt, ich gebe ihn dir gleich, noch einmal pressen.« Ich habe gepreßt, er kam, und sie schob ihn mir durchs Wasser nach vorn: »Nimm ihn, du mußt ihn jetzt fangen!« Das war klar, aber trotzdem habe ich das fast nicht gemacht. »Nimm ihn, nimm ihn, er kommt jetzt« – und dann habe ich ihn zwischen meinen Beinen aus dem Wasser gezogen. Dieser kleine Körper und das Gesicht – wie das durch das Wasser schien, das war alles wie in Zeitlupe. Das Wasser teilte sich, und er kam – hui – hoch zu mir. Das war unglaublich, wirklich unglaublich.

Und dann war da erst mal eine große Stille. Er hat nicht geweint, ich habe auch nicht geweint. Stille. Er hat geguckt. Er hat mich angeguckt. Ich habe ihn angeguckt. Das war so ein Erkennen – ach, da bist du. Als ob man sich schon ganz, ganz lange kennt. Das hat einige Zeit gedauert. Ich war so überwältigt, ich konnte gar nichts machen. Wir waren auch noch über die Nabelschnur verbunden.

Das Wasser wurde aus der Wanne gelassen, mir wurde ein Hokker reingereicht, und ich habe ihn angelegt. Er hat auch gleich ein bißchen getrunken. Dann hat Paul ihn genommen. Langsam ist mir alles so richtig klar geworden. Mir wurde kalt, ich war körperlich am Ende, und ich fing an, ganz furchtbar zu zittern.

Nach einer Dreiviertelstunde kam die Plazenta. Die Hebamme hat noch ein bißchen geholfen und auf den Bauch gedrückt. Ich bekam etwas Toast zu essen und ging duschen.

Wir haben uns alle drei nebenan in ein großes Bett gelegt, Phillip nahmen wir zwischen uns. Wir konnten das alles nicht fassen. Guck mal, wer ist denn das? Er hatte so einen spitzen Kopf, das fanden wir lustig. Es war einfach alles gut.

Ich bin dann auch im Krankenhaus geblieben. Die Ärzte und Schwestern waren alle unheimlich nett, und es hat mir gut gefallen. Ich habe mir vorgestellt, wie unordentlich und chaotisch es zu Hause ist, da wollte ich mit dem Baby jetzt noch nicht hin.

Als ich nach zwei Tagen nach Hause kam, hatte meine Mutter das Haus saubergemacht. Sie ist noch zwei Tage dageblieben und hat uns geholfen. Es war alles besser als erwartet, zuerst. Aber dann wurde das Stillen ziemlich schwierig.

Es lag mir sehr viel daran zu stillen, zu viel vielleicht. Ich hatte mich darauf versteift, ich wollte es unbedingt, nach allem, was ich darüber gelesen hatte. Phillip hat getrunken und getrunken, war aber nie satt. Er hat nur geschrien und war immer wütend. Er hat nie richtig geschlafen und wir auch nicht. Es war furchtbar anstrengend, und er hat auch nicht richtig zugenommen, er war ganz lang und dünn. Die Hebamme, die mich zu Hause betreute, machte sich schon Sorgen. Aber ich wollte nicht mit Kunstmilch zufüttern, ich wollte stillen. Ich habe mit einer Menge Leute darüber geredet und wieder einen Haufen Bücher gelesen. Ich habe alles so gemacht, wie man es machen soll, trotzdem hat es einfach nicht gut geklappt.

Es war ganz schlimm für mich, wenn mir jemand sagte, gib ihm doch eine Flasche. Da hatte ich immer das Gefühl, die wollen mich angreifen, und ich muß mich dagegen wehren. Ich soll ihm die Flasche geben, aber ich will nicht. Er hat bei mir auch nicht genug getrunken. Ich habe zuerst gedacht, ich habe nicht genug Milch. Dann habe ich gelesen, das gibt es eigentlich nicht. Bei mir war das aber einfach so. Vielleicht war auch nie genug Milch da, weil ich soviel rumgeheult habe und so gestreßt war. Ich habe mich dauernd gefragt, wieso kann ich das nicht, ich habe alles andere geschafft, auch die Geburt, wieso kann ich nicht stillen, jeder kann das. Es klappte aber einfach nicht. Diese Zeit war unheimlich aufreibend.

Acht Wochen habe ich diesen Krampf durchgehalten. Dann war meine Mutter mal wieder bei uns zu Besuch und redete mir ins Gewissen, weil Phillip so dünn war. Da habe ich ihm seine erste Flasche gegeben. Ich habe mich furchtbar schlecht dabei gefühlt, als würde ich etwas ganz, ganz Schreckliches tun. So als wäre ich keine gute Mutter, denn eine gute Mutter kann stillen. Und ich konnte das nicht. Das war ganz schlimm. Aber ich war davon überzeugt, daß es jetzt wirklich keine andere Möglichkeit mehr gab.

Ab diesem Moment konnten wir aufatmen. Phillip hat vier Flaschen täglich getrunken, hat geschlafen und war glücklich, hat sogar mal gelacht. Zusätzlich habe ich noch weiter gestillt, bis er neun Monate alt war. Mittlerweile denke ich, ich hätte das alles etwas entspannter sehen und ihm einfach eine Flasche geben sollen, wenn er Hunger hatte. Ich bin ein Mensch, der viel über den Kopf macht, aber Stillen geht mehr über den Bauch, da war das viele Grübeln vielleicht einfach falsch.

Nachdem wir das Stillproblem gelöst hatten, hat das Familienleben dann angefangen, mehr Spaß zu machen. Phillip hat bei uns im Bett geschlafen, so brauchten wir nachts nicht aufzustehen. Paul hat viel mit Phillip gemacht. Wir haben uns die ganze Arbeit geteilt.

Ich habe es genossen, erst mal nicht mehr unterrichten zu müssen. Ich hätte nach drei Monaten wieder anfangen müssen, aber da war Phillip noch so klein, und ich wollte ihn weiter stillen. Die Zeit ging auch so schnell rum, mit den verschiedenen Mutter-Kind-Gruppen, die wir besucht haben. Wir waren eine glückliche kleine Familie, und als Phillip ein Jahr war, wollten wir noch ein Kind haben.

BABY DAVID   Zuerst haben wir uns nach dem aktuellen Forschungsstand zur Bluterkrankheit erkundigt, aber es gab nichts Neues, und dann wurde ich auch gleich beim ersten Versuch schwanger. In dieser Schwangerschaft waren das Warten und die Ungewißheit aber viel schlimmer, denn jetzt wußte ich, was da in meinem Bauch heranwuchs und ich habe alles bewußter empfunden.

In dem Bewußtsein, daß das Risiko, es zu verlieren, sehr groß war, machte ich mit einer Therapeutin Visualisierungen, bei denen ich dem Baby in meiner Phantasie begegnet bin und mit ihm gesprochen habe. Ich habe eine sehr intensive Beziehung zu ihm aufgebaut, und das war sehr gut, denn ich habe es nach 21 Wochen verloren. Und so hatte ich es wenigstens diese 21 Wochen, das war besser als gar nicht. In der letzten Woche wußten wir auch, daß es ein Junge war, und wir gaben ihm den Namen David.

Die Prozedur der Untersuchungen in der Klinik hat sich in dieser Schwangerschaft noch einmal wiederholt, aber irgendwie war von Anfang an alles anders als bei Phillip. Als wir erfuhren, daß es auch diesmal wieder ein Junge ist, waren wir beide sehr schockiert und mußten sofort losheulen. Bei der Nabelschnurpunktion folgte ein Mißgeschick aufs nächste: Die Assistentin war furchtbar unkonzentriert und wußte nie, welches Werkzeug sie dem Arzt reichen sollte. Das hat alle nervös gemacht. Als die Nadel dann endlich drinsteckte und der Arzt gerade in die Nabelschnur stechen wollte, kam jemand einfach ins Zimmer geplatzt, und der Arzt brüllte: »Jetzt nicht!« Dann hat die Assistentin die einzige vorbereitete Spritze mit Kochsalzlösung zum Nachspritzen fallengelassen, und sie zersprang. Das waren alles schlechte Vorzeichen.

Das Ergebnis der Blutuntersuchung bekamen wir noch am selben Tag. Paul nahm den Anruf entgegen. Das Baby war betroffen. Wir saßen da und waren ganz benommen. Plötzlich bekam Phillip ohne äußeren Anlaß einen fürchterlichen Heul- und Tobsuchtsanfall und ließ sich überhaupt nicht beruhigen. Er war damals eineinhalb Jahre alt, und wir hatten ihm von dem Baby überhaupt nichts gesagt.

Wir wußten, daß das Risiko einer Erkrankung sehr hoch war, und ich hatte auch die ganze Zeit schon ein schlechtes Gefühl gehabt, aber wenn es dann wirklich so ist, kann man trotzdem nicht verstehen, was das bedeutet. Da hatten wir also diese Information, diese Bombe, die da geplatzt war – und was jetzt?

Es gab zwei Möglichkeiten: das Kind austragen und die Krankheit ertragen oder abtreiben und mit den Konsequenzen leben. Wie soll man so etwas entscheiden? Wie kann ein Mensch über Leben und Tod eines anderen Menschen entscheiden? Eigentlich sind wir nicht dazu gemacht, so etwas zu entscheiden. Weil die Wissenschaft aber so weit ist, wie sie ist, steht man dann irgendwann doch vor dieser Entscheidung, und man kann sich nicht, nicht entscheiden. Hätten wir gesagt, wir machen den Test nicht, wir nehmen, was kommt, wäre das auch eine Entscheidung gewesen. Wir waren in der Situation, daß wir eine Entscheidung treffen mußten, und wir wollten uns ganz bewußt entscheiden.

Können wir eine Abtreibung verantworten? Haben wir das Recht dazu? Das waren die Fragen, mit denen wir uns schon die ganze Zeit auseinandergesetzt hatten. Aber jetzt dachten wir noch einmal ganz neu darüber nach. Viel, viel intensiver, als das bei Phillip jemals der Fall war. Das war alles sehr schrecklich und aufreibend.

Ich habe noch einmal mit einer Frau gesprochen, die ein Kind mit Bluterkrankheit hat, und mit einer Frau, die ein krankes Kind abgetrieben hatte. Und ich habe auch noch einmal mit meinem kranken Bruder gesprochen. Wir haben dann das »Für« und »Wider« aufgeschrieben. Wir haben diskutiert, hin und her überlegt. Unterm Strich kam heraus: Wir können es nicht verantworten, das Kind auszutragen.

Es ist ein Unterschied, aus welchen Beweggründen man so etwas tut. Ob man es tut, weil man das Kind liebt, oder ob man es tut, weil man das Kind nicht haben will. Natürlich wollten wir das

Kind haben, keine Frage. Aber konnten wir ihm und allen um das Kind herum das antun? Nein, das konnten wir nicht. Ich habe David geliebt, und ich liebe ihn noch immer. Und das Größte, was ich für ihn tun konnte, war, ihn gehen zu lassen. Die Abtreibung war das kleinere Übel. Nach allen uns zur Verfügung stehenden Informationen war das die beste Entscheidung.

Schon bevor wir den Befund hatten, haben wir im Krankenhaus mit dem Arzt gesprochen, der im Fall der Fälle die Abtreibung machen würde. Wir wollten alles ganz genau wissen. Wie das geht und was mit dem Körper passiert, welche Möglichkeiten es da gibt.

Normalerweise stirbt ein Baby von 21 Wochen bei der Geburt, aber ich hatte gehört, daß es auch sein kann, daß es schwerstbehindert überlebt, und das wäre natürlich noch schrecklicher – damit mußte ich mich auch auseinandersetzen. Ich habe mit einer Frau gesprochen, die ein krankes Kind in diesem Alter abgetrieben hatte. Sie hat das Kind nicht sehen wollen, und sie hat später, nachdem sie noch zwei gesunde Kinder bekommen hatte, in den Krankenhausunterlagen zufällig gelesen, daß es noch eine Stunde gelebt hat. Das hat sie nicht mehr losgelassen. Sie wollte wissen, wer dabei war und was genau mit dem Kind passiert war.

Ich wußte, daß man dem Baby vor der Geburt eine Spritze ins Herz geben kann, so daß es auf jeden Fall stirbt, bevor es geboren wird. Aber wir haben entschieden: Wenn unser Kind nach der Geburt noch leben sollte, dann bleiben wir bei ihm, bis es stirbt.

Der Abbruch sollte am nächsten Morgen eingeleitet werden. So hatten wir Zeit für einen langen Abschied, aber es war auch sehr schwer. Die Nacht war ganz schrecklich. David hat sich die ganze Zeit in mir bewegt, und ich konnte gar nicht mehr aufhören zu weinen.

Am Morgen gingen wir ins Krankenhaus. Das Ganze war wie ein Alptraum. Ich bekam Tabletten, die den Muttermund öffnen und alles vorbereiten. Du schluckst diese Pillen, und dann kannst du es nicht mehr aufhalten. Dann mußte ich noch einmal für 48 Stunden nach Hause. Während dieser Zeit ist David irgendwann in mir gestorben. Nach einer Weile hat er sich nicht mehr bewegt, ich konnte ihn nicht mehr spüren. Schrecklich. – Jetzt muß ich wieder weinen. – Das war ganz furchtbar.

Natürlich wollte ich das nicht. Aber auch wenn ich wußte, ich habe jetzt diese Entscheidung getroffen, und ich habe tausend Mal darüber nachgedacht, habe ich mich doch immer wieder gefragt, sollten wir es nicht trotzdem probieren, vielleicht wird es schon irgendwie klappen. Es ist ja nicht so, wie viele Leute denken, daß man so etwas macht, weil man nur ein perfektes, blauäugiges Baby haben will. David weiß, daß wir das aus Liebe zu ihm getan haben und nicht, weil wir ihn nicht wollten. Aber das nimmt nicht den Schmerz.

David wurde ganz normal geboren. Die Geburt wurde künstlich eingeleitet und dauerte etwa zwölf Stunden. Obwohl das Kind so klein war, war die Geburt sehr schmerzhaft. Ich hatte ganz normale Wehen, nur keine Presswehen, und das Kind kam dann relativ schnell. Ich habe mich nicht zur Märtyrerin gemacht und ein starkes Schmerzmittel genommen, aber es hat nicht besonders geholfen. Ich fühlte mich, als würde ich unter der Decke schweben, mir war die ganze Zeit übel, und ich habe mich dauernd übergeben, aber die Schmerzen hat es nicht genommen. Es gibt auch Frauen, die nehmen nichts, die wollen die Schmerzen spüren, weil sie ein schlechtes Gewissen haben. Ich hatte zwar das Gefühl, ich will das Kind nicht hergeben, ich will, daß es lebt. Aber ich hatte nicht das Gefühl, daß ich etwas Falsches mache oder etwas Verwerfliches, denn ich wußte, daß ich das für das Kind mache.

Ich habe David im Vierfüßlerstand geboren. Ich habe ihn nicht sofort angesehen, ich war so fertig, aber Paul hat ihn angesehen. Danach war ich mit der Nachgeburt beschäftigt, und dann wurde ich gefragt, ob er bei uns bleiben solle oder nicht. Es war ein Uhr nachts, ich war von dem Schmerzmittel völlig benebelt, ich wollte nur noch schlafen und ihn nicht sehen. Morgen, sagte ich. Er wurde in ein Körbchen gelegt und kam ins Nebenzimmer.

Am nächsten Morgen wollte ich David dann sehen. Paul war auch dabei. Wir legten uns mit ihm in ein Doppelbett. Wir haben ihn angesehen, festgehalten, einfach Zeit mit ihm verbracht. Er sah ganz perfekt aus, er war eben nur sehr klein. Man denkt, so ein unfertiges Baby sieht vielleicht abstoßend aus, so daß man vor ihm Angst hat oder sich ekeln muß, aber das war überhaupt nicht so. Er war einfach ein kleines Baby, etwas rötlich vielleicht. Er hatte nur keine Haare, und die Augen waren noch zugewachsen, er hatte keinen Blick. Aber seine Gesichtszüge, alles war fertig, und er sah aus wie Phillip. Das schmerzte besonders. Wir haben Fotos von ihm und einen Hand- und Fußabdruck, zur Erinnerung.

Mittags sind wir dann nach Hause gegangen. Es war sehr schwer, zu gehen und ihn als Körper in diesem Krankenhaus zurückzulassen, in so einer Leichenhalle.

Zu Hause besuchte uns eine Sozialarbeiterin, der haben wir sehr viel zu verdanken. Sie hat gesagt, daß es normal sei, wenn Paul jetzt einige Tage nicht zur Arbeit gehen könne, und er hat ein Attest bekommen. Manche haben nicht verstanden, daß auch er getrauert hat. Wir haben dann ein wenig Zeit zusammen verbracht und mit Phillip etwas unternommen. Einige Tage nach der Geburt kam dann bei mir die Milch. Das hat mich noch mal richtig zurückgeworfen. Das war schrecklich. Ja, das war wirklich ganz schrecklich, daß ich die Milch hatte und kein Baby, das trinkt.

Wir haben uns entschieden, eine Einäscherung zu machen. Wir wollten keine christliche Beerdigung, weil wir nicht so besonders christlich sind, aber wir wollten eine Abschiedszeremonie. Die Sozialarbeiterin schlug uns vor, mit der Pastorin vom Krankenhaus darüber zu reden. Aber ich hatte das Gefühl, da gehören wir nicht hin, und vielleicht mißfällt ihr, was wir da gemacht haben. Ich bin katholisch aufgewachsen, und da war ich das von der Kirche so gewöhnt. Aber weil wir der Sozialarbeiterin sehr vertraut haben, haben wir uns dann doch mit der Pastorin getroffen. Sie war sehr mitfühlend und hat dann alles ganz genau so gemacht, wie wir das wollten.

Die kleine Trauerfeier fand in der Friedhofskapelle statt. Nur Paul und ich waren da, Phillip war bei einer Freundin. Wir wollten nicht, daß noch andere dabei sind. David hatte einen kleinen Sarg, auf den haben wir Blumen gelegt, und die Pastorin hat gesprochen. Sie hat Gebete ausgesucht, die eher Gedichte waren und mehr auf die Welt bezogen als auf einen Gott. Darunter war auch ein sehr schönes Gedicht über die Meereswellen, denn in den Meditationen bei der Therapeutin war David mir immer als Delphin erschienen. Nicht als Baby oder Junge oder Kind, er kam immer als Delphin. Ich hatte für sein Begräbnis eine Musik gefunden mit Geräuschen, die Delphine machen, Delphingesänge. Die haben wir auch für ihn gespielt. Das war sehr traurig und sehr schön. Es war für uns ein angemessener Abschied.

Abgeschlossen ist die Sache mit David nicht, und ich fühle mich oft traurig darüber und muß auch manchmal weinen. Die Leute können sich überhaupt nicht vorstellen, wie das ist und daß man zu einem 21 Wochen alten Fötus schon so eine intensive Beziehung haben kann. Vielleicht denken sie, wir trauern über das, was hätte sein können, wenn wir dieses Kind gehabt hätten. Darum habe ich nicht getrauert, so weit habe ich da noch gar nicht gedacht. Ich habe um David getrauert, wie er war, wie ich ihn kannte. Manchmal kommt mir in den Sinn, vielleicht wäre das mit der Krankheit doch nicht so schlimm geworden. Aber bereut habe ich unsere Entscheidung nicht. Ich bin davon überzeugt, in dieser Situation das Richtige getan zu haben, und ich würde es wieder genauso machen. Vielleicht ist das nicht für jeden die richtige Entscheidung, aber für uns war sie das.

Phillip weiß auch davon. Er hatte einen Bruder, und der ist jetzt im Himmel, der Einfachheit halber. Einmal hat er gesagt: »David ist im Himmel, und er weint.« Er hat schon mitgekriegt, daß da etwas Trauriges passiert ist.

Danach wollten wir eigentlich kein Kind mehr haben. Das Risiko, daß es noch mal so kommen könnte, war einfach zu hoch. Aber als wir zwei Monate später in Urlaub fuhren, wurde mir klar, ich muß es noch einmal versuchen. Hätte ich jetzt zwei gesunde Kinder und David in der Mitte, dann wäre er ein Teil davon, dann hätte er seinen Platz. Ich dachte, ich bin mir das jetzt schuldig, es noch einmal zu probieren. Paul drängte es zwar nicht ganz so wie mich, aber er hat mir die Entscheidung überlassen.

Diesmal wollte ich alles darüber wissen, wie man bei der Zeugung das Geschlecht des Kindes beeinflussen kann. Das hatte ich bei Phillip und David nicht versucht, denn für mich war das alles ziemlicher Hokuspokus, aber wir hatten ja nichts zu verlieren.

Im Zuge meiner Recherchen hatte ich erfahren, daß bei einer künstlichen Befruchtung im Reagenzglas das Geschlecht der Embryonen vor dem Einsetzen in die Gebärmutter bestimmt werden kann. So könnten wir sicherstellen, daß ich ein Mädchen bekomme. Bei einem Beratungsgespräch wurde uns aber gesagt, Geschlechtsselektion sei verboten. Trotzdem sprachen wir mit einem Experten für künstliche Befruchtung. Die ganze Prozedur befand sich damals aber noch im Forschungsstadium, und für unseren Fall war die Rechtslage unklar. In jedem Fall hätten wir eine künstliche Befruchtung selbst bezahlen müssen, und es gab lange Wartelisten. Aber wir wollten nicht noch mehrere Jahre warten. Und obwohl wir es dann doch nicht gemacht haben, bin ich froh, daß wir das jetzt alles genau wissen, denn vielleicht wollen wir später noch ein Kind, und dann können wir auf diese Möglichkeit zurückkommen. Für uns war es auch wichtig, alles probiert zu haben.

Bei meiner Suche nach Informationen zum Thema Geschlechtsauswahl bin ich in einem Buch auf eine ganz simple These gestoßen: Für ein Mädchen ist es günstiger, wenn nicht so viele Spermien vorhanden sind. Das heißt, der Mann soll sich möglichst warm halten, mit Wollunterhosen zum Beispiel, und beim Timing muß man darauf achten, daß der Eisprung möglichst weit weg ist.

Also habe ich Temperatur gemessen, gerechnet und die günstigen Tage ausgesucht, und dann hat es bei uns auch tatsächlich funktioniert. Ich war schwanger, und nach vierzehn Wochen wußten wir, diesmal ist es ein Mädchen. Wunderbar, ein Mädchen. Wir waren total erleichtert.

Im fünften Monat war dann wieder eine gründliche Ultraschalluntersuchung geplant, bei der alles genauer angesehen werden sollte. Wir fuhren in ein Krankenhaus in der nächstgrößeren Stadt, und anschließend wollten wir dort Weihnachtseinkäufe machen. Ich hatte mir eine Einkaufsliste geschrieben und war guter Dinge. Da kam der große Schock: Bei der Untersuchung entdeckten die Ärzte, daß ein Bein des Babys kürzer war als das andere und daß ein Schienbein fehlte. So etwas hatten sie noch nie gesehen. Das Kind wird später einmal wahrscheinlich eine Operation brauchen, sagten sie. Sie würden den Befund einem Orthopädie-Experten vorlegen, und der Professor würde uns dann anrufen. Ich war völlig fertig und konnte nicht begreifen, daß es jetzt noch irgendwelche Probleme gab. Es kann doch nicht sein, daß bei dem Baby schon wieder etwas nicht stimmt. Was ist denn nur los mit mir?

Bei David hatte ich mich nie gefragt, warum gerade wir, und ich hatte nie das Gefühl, das sei unfair. Ich wußte, was für schlimme Sachen beim Kinderkriegen passieren können und daß es eigentlich bei jeder Schwangerschaft irgendein Problem gibt. Aber warum jetzt noch einmal? Meine Therapeutin sagte, solche Dinge haben ihren verborgenen Sinn. Die Kinder suchen sich ihre Eltern aus, und man muß seine Lektion daraus lernen. Bei David hat es mir auch geholfen, das so zu sehen und die Verantwortung dafür zu übernehmen, was passiert. Aber beim zweiten Mal habe ich mich gefragt, warum es wieder uns trifft. Das habe ich nicht verstanden.

Der Orthopädie-Professor meinte, daß es wahrscheinlich die Möglichkeit geben werde, die Knochen zu verlängern, aber daß der mißgebildete Fuß meistens amputiert werde.

Ein Schwangerschaftsabbruch war bei Sarah niemals Thema. Nicht bei uns und nicht bei den Ärzten. Aber trotzdem, das mit dem

Fuß war ein Riesenschock. Wir konnten dann auch an nichts anderes mehr denken als an diesen Fuß und dieses Bein. Aber dann habe ich einen kleinen Jungen kennengelernt, der die gleiche Behinderung hatte. Ihm war mit sieben Monaten der Fuß amputiert worden, und er trug eine Prothese. Er war jetzt vier Jahre und spielte begeistert Fußball. Ein ganz normales, glückliches Kind, das im Garten herumsprang. Das hat uns Mut gemacht, das hat uns eine mögliche Zukunft gezeigt. Jetzt wußten wir, damit kann man gut leben, damit kann man fertig werden.

Ich hatte aber die ganze Zeit Angst, daß da noch etwas ist. Die Ärzte hatten gesagt, daß im Fall einer Mißbildung häufig noch eine weitere gefunden werde. Was für eine, konnten sie nicht sagen. Was machen wir, wenn das Kind geistig behindert ist? Davor hatte ich die größte Angst. Ich habe dann herausgefunden, daß es laut Statistik zwar so einen Zusammenhang gibt, aber daß sich daraus kein Hinweis auf eine bestimmte Behinderung, zum Beispiel eine geistige, ableiten läßt. Die Angst blieb trotzdem bis zur Geburt.

Sarah sollte zu Hause geboren werden. Ich wollte auf keinen Fall, daß man mir Sarah gleich nach der Geburt wegnimmt, um sie zuerst nach allen Regeln der Kunst zu untersuchen, wie es der Orthopäde empfohlen hatte. Anfangs dachte ich, ja, das ist wichtig, sonst erstickt sie vielleicht. Aber nichts deutete darauf hin, daß das Risiko für einen Herz-Lungenfehler bei Sarah größer war als bei anderen Babys. Und da war es für mich viel wichtiger, daß sie gleich nach der Geburt zu mir kommt und das Ganze in möglichst großer Ruhe stattfindet, ohne Panik.

Außerdem hatte ich gehört, daß wir im Krankenhaus damit rechnen müßten, daß gleich nach der Geburt irgendwelche neugierigen Ärzte und Studenten reinplatzen würden, um Sarahs Fuß anzusehen. Ich wollte nicht, daß sie zum Ausstellungsaffen wird. Sie sollte so normal wie möglich zur Welt kommen und als Person, als Baby gesehen werden. Außerdem hatte ich bei Phillip gesehen, daß ich eine Geburt bewältigen kann, und zu Hause gefiel es mir jetzt einfach besser als im Krankenhaus. Wir waren inzwischen umgezogen, und in dem neuen Haus fühlte ich mich sehr wohl, das war jetzt ein richtiges Zuhause. Meine Ärztin unterstützte meinen Plan, sie hatte auch nichts gefunden, was dagegen sprach. Und wer gegen Hausgeburten ist, der ist sowieso aus Prinzip dagegen, und nicht, weil das bei Sarah besonders riskant gewesen wäre.

Als es mit der Geburt losging, war Sarah fast drei Wochen über dem errechneten Termin. Auch diesmal war es sicher wieder so, daß ich nicht loslassen wollte, daß ich sie noch in mir halten wollte. Ich war in dieser Zeit ganz entspannt und wollte auf keinen Fall, daß die Geburt eingeleitet wird, denn Sarah sollte ja zu Hause geboren werden. In der letzten Woche ging ich aber täglich ins Krankenhaus zur Kontrolle und ließ ein CTG machen, um zu sehen, ob alles o.k. ist und ob es ihr gutgeht.

Die Wehen haben dann an einem Donnerstag nachts angefangen, und wieder dauerte es noch zwei Tage, bis Sarah geboren wurde. Es war gut so, wie es gelaufen ist. Es war genau so, wie ich es wollte. Es war ganz privat, und ich hatte alles in der Hand. Die beiden Hebammen haben sich weitgehend zurückgehalten und nur etwas gemacht, wenn ich sie um Hilfe gebeten habe.

Meine Mutter war bei den letzten 20 Minuten der Geburt dabei, sie war eigentlich gekommen, um uns mit dem Baby zu helfen, aber weil Sarah so lange auf sich warten ließ, war sie zufällig gerade bei uns, als es passierte. Eigentlich wollte ich sie nicht dabeihaben, weil ich sonst das Gefühl gehabt hätte, ich müßte mich jetzt zusammenreißen und könnte mich nicht gehenlassen. Und während der Eröffnungsphase mit dem ganzen Rumgestöhne kann einem sowieso keiner helfen, noch nicht einmal Paul, da ist man einfach mit sich allein. Ich habe auch nicht gemerkt, daß sie ins Zimmer kam, aber sie konnte es wohl nicht mehr aushalten. In diesen letzten 20 Minuten war mir dann auch schon alles egal. Die Hebamme hatte ihr eine Lampe in die Hand gedrückt, und es störte mich dann auch nicht, daß sie da war. Ich habe meinen Kopf in die Kissen vergraben und wollte nur noch, daß das Baby jetzt kommt. Heute bin ich froh, daß sie da war, und sie ist es auch.

Sarah wurde um 1.09 Uhr an einem Sonntag morgen geboren, und sie war wunderschön. Ich habe sie gleich angelegt, und sie hat sofort getrunken. Beim Stillen gab es diesmal überhaupt keine Probleme. Ich hatte immer genug Milch, und Sarah wurde gut satt.

Zu aller Verwunderung sah Sarahs Bein völlig normal aus. Ich dachte schon, die Ärzte hätten sich geirrt, aber das war leider nicht so. Trotzdem, die Sache war nicht ganz so schlimm, wie alle befürchtet hatten. Der Fuß ist weitgehend in Ordnung, so daß er nicht amputiert werden muß. Aber ein Schienbein fehlt, und das Wadenbein ist etwas kürzer als am gesunden Bein. Sarah wird mehrere Operationen brauchen und eine Schiene tragen müssen, die das zu kurze Bein stützt und streckt.

Nach Sarahs Geburt habe ich wieder sehr um David getrauert. Ich hatte wohl unbewußt gehofft, dieses Kind könnte das andere ersetzen, aber das war natürlich nicht so. Ich bin sehr froh, daß wir es nach David noch einmal probiert haben. Er hat jetzt in der Reihe meiner Kinder seinen Platz gefunden. Ich habe sehr viel dabei gelernt und bin daran gewachsen. Es war eine wertvolle Erfahrung, und es hat sich alles gelohnt. Meine Kinder sind das Wichtigste in meinem Leben, sie bedeuten mir eigentlich alles.

Trotzdem brauche ich mit meinen Kindern nicht ununterbrochen zusammenzusein, ich brauche auch Abstand. Es gibt noch andere Dinge, die mich sehr erfüllen. Zum Beispiel meine Arbeit, und ich lese sehr viel. Überhaupt ist es wichtig, auch etwas für mich zu machen, so kann ich wieder Energie tanken. Aber um mir diese Freiräume zu schaffen, mußte ich erst lernen, Hilfe zu suchen und Hilfe anzunehmen. Phillip geht, seitdem er ein Jahr ist, zwei Mal die Woche vormittags in eine Kita, und für Sarah habe ich jetzt eine Frau gefunden, die einmal pro Woche morgens auf sie aufpasst.

Vor einiger Zeit kam mir in den Sinn, Paul ist jetzt Vater, und ich bin jetzt Mutter, und wo ist unsere Beziehung? Das ist mir lange nicht als Frage bewußt gewesen. Es war für mich extrem schwierig, die Rolle als Partnerin mit der Rolle als Mutter zu vereinen. Es war schwierig, während der Stillzeit ein erfülltes Sexleben zu haben. Ich war immer todmüde und wollte überhaupt nichts davon wissen. Auch wenn das nicht persönlich gemeint war, es war natürlich nicht gut für uns beide.

Als wir noch keinen Babysitter hatten, haben wir auch abends nur sehr selten etwas zusammen unternommen. Wenn überhaupt, dann ging jeder allein. Irgendwann bin ich dann ganz langsam in ein Loch gerutscht und wurde ziemlich depressiv. Ich mußte schnell wegen Kleinigkeiten heulen, und wenn ich mal Zeit für mich hatte, wollte ich nur ins Bett und die Decke über den Kopf ziehen. Ich hatte keine Lust, mich um irgendetwas zu kümmern, habe mich total gehenlassen, habe unheimlich viel zugenommen und fühlte mich ganz schlecht. Ich dachte, das sei normal. Dann wurde mir ein Homöopath empfohlen, der auch Therapeut ist, und der hat das alles aufgefangen. Mit seinen homöopathischen Mitteln und durch das Gespräch.

Heute geht es mir soviel besser. Das hat auch unserer Beziehung sehr geholfen. Jetzt habe ich wieder die Kurve gekriegt, und zwischen Paul und mir ist es nicht nur, wie es früher mal war, sondern noch tausendmal besser.

Mein Sohn Carl wurde mit Kaiserschnitt geboren. Wegen meines Alters wollte ich von Anfang an einen Kaiserschnitt. Ich konnte es mir einfach nicht leisten, das Kind zu verlieren. Ich bin kein ängstlicher Mensch, aber ich gehe auch nicht unnötig ein höheres Risiko ein. Es tut mir nicht leid, daß ich keine Geburt erlebt habe. Das ist sicher nicht nur ein schönes Erlebnis, sondern auch ziemlich grausam. Aber wenn ich jünger gewesen wäre, hätte ich eine normale Geburt versucht.

Als ich feststellte, daß ich endlich den Mann gefunden hatte, mit dem ich gerne eine Familie haben wollte, war ich 37 und mein Mann über 50. Er hatte schon zwei erwachsene Kinder und reichlich Familienleben hinter sich. Jetzt waren die Kinder aus dem Haus, und er war zum ersten Mal frei. Als ich ihm sagte, daß ich gerne mit ihm ein Kind hätte, kam rigorose Ablehnung. Ich wünschte mir sehr, Mutter zu werden, aber nicht um jeden Preis. Ich war traurig, hatte aber Verständnis für meinen Mann, und weil ich kein Mensch bin, der jemanden überredet, habe ich einfach gewartet. Zwei Jahre lang.

Unsere Beziehung festigte sich, wir mochten uns, wir paßten gut zusammen und wollten heiraten. Eines Tages, wir saßen mit einem Freund abends beim Wein, sagte er plötzlich: Iris, ich möchte mit dir ein Kind haben. Ich habe die Pille abgesetzt, und es dauerte auch nicht lange, da war ich schwanger. Wir waren happy und versprachen uns gegenseitig, mindestens 25 Jahre zusammenzubleiben. Aber die Schwangerschaft verlief leider nicht so wie geplant. In dem Ei entwickelte sich gar kein Embryo, das war eine sogenannte Mole, ein Windei, und es mußte eine Ausschabung gemacht werden. Wir waren sehr traurig.

Die Ausschabung wurde am 31. Mai gemacht, das war mein Geburtstag. Genau vor zwölf Jahren hatte ich an diesem Tag schon einmal eine Fehlgeburt. Gott sei Dank bin ich nicht abergläubisch und wollte es noch mal probieren. Ich habe dann auch gelesen, daß jede fünfte Schwangerschaft mit einer Fehlgeburt endet, und das hat mich etwas beruhigt. Genau ein halbes Jahr später war ich wieder schwanger. Mein Mann war sicher, es wird ein Mädchen, denn er hatte bis dahin nur Mädchen gezeugt. Mir war das egal.

In den ersten drei Monaten hatte ich Angst, daß wieder etwas schiefgehen könnte. Jedesmal, wenn ich im Bauch ein Ziehen spürte, und das war in den ersten drei Monaten ziemlich oft so, wurde ich unruhig, weil ich dachte, jetzt kommen wieder Blutungen.

Ich bekam sehr viel positive Resonanz aus meinem Umfeld, alle freuten sich für mich, daß es jetzt doch noch geklappt hat mit dem Mutterwerden.

Wegen meines Alters habe ich eine Corionzottenbiopsie machen lassen, um einen Chromosomenschaden auszuschließen. Die Statistik hat mir Angst gemacht. In meinem Alter liegt das Risiko bei 1:80, und als ich den Brief mit dem Ergebnis bekam, hatte ich beim Öffnen schon etwas zittrige Hände. Aber da stand, »alles unauffällig«, und mir fiel ein Stein vom Herzen. Ich habe zwar nicht damit gerechnet, daß etwas nicht in Ordnung ist, aber da war doch noch eine Unsicherheit. Und wenn da jetzt gestanden hätte, das Kind ist geschädigt, dann hätte ich es nicht ausgetragen. Es gibt Frauen, die bringen es trotzdem zur Welt, aber wir waren uns sicher, daß ich das nicht getan hätte. Das hätten wir dem Kind und uns nicht zumuten wollen.

Ich habe mich die ganze Schwangerschaft über sehr wohl gefühlt, mir war auch nie schlecht. Ich bekam eine wunderbare, makellose Haut und dickes, glänzendes Haar. Ich bin regelrecht aufgeblüht und habe mich schön gefühlt. Bis auf den letzten Monat war es so ein richtiges »Wolke 7«-Gefühl, als würde ich schweben. Ich hatte unheimlich viel Kraft, war stolz, daß mein Bauch wuchs, und es war alles richtig toll.

Wir hatten noch eine Reise in die Toscana mit dem Motorrad geplant, die haben wir dann abgesagt, aber ich fuhr bis zum Schluß Motorroller. Ich habe auch fast keinen Alkohol mehr getrunken, nur ab und zu ein Glas Wein. Sonst habe ich mich ganz normal verhalten, auch nicht weniger gearbeitet. Die Arbeit war manchmal ganz schön stressig, aber das hat mir nichts ausgemacht.

Als ich das Kind im dritten Monat zum ersten Mal im Ultraschall sah, schossen mir Tränen in die Augen. Da war wirklich ein Lebewesen, etwas ganz Zartes, Aufblühendes. Da habe ich zum ersten Mal richtig Kontakt zu meinem Kind aufgenommen. Es hat mich sehr bewegt, zu sehen, wie dieses Kind mit drei Monaten schon so fertig ist, sogar diese kleinen Händchen. Wenn es Faxen machte, rumstrampelte und mit den Armen wedelte, da konnte ich schon richtig über mein Kind lachen. Das war toll.

Wir gaben ihm den Arbeitsnamen »Paulchen«, und als ich die ersten Bewegungen spürte, fing ich auch an, mit ihm zu reden, und mein Mann hat öfter mal an meinem Bauch gehorcht. Von da an waren wir ein Trio.

Bis zum Schluß arbeitete ich oft bis zehn Uhr abends mit meinem Mann im Büro. Alle haben gesagt, ich solle nicht so viel machen, aber ich fühlte mich nicht überfordert. Nur abends war ich dann richtig erledigt, müder als sonst.

Weil ich so hart gearbeitet habe, habe ich mich ab und zu mit einem Strampler oder einem Kuscheltier belohnt. Und dann habe ich mir gedacht, jetzt tust du dir mal was ganz Schönes und gukkst nach einem Kinderwagen. Das hat riesigen Spaß gemacht.

Ich war unglaublich stolz auf meinen Bauch, und wenn wir ausgegangen sind, habe ich auch richtig angegeben damit und bewußt enge Sachen angezogen. Von hinten hatte ich noch eine wunderbare Figur, schlank und mit Taille, und wenn ich mich umgedreht habe, kam der riesige Spitzbauch zum Vorschein. Einmal auf einer Party begrüßte mich jemand mit den Worten. »30. Woche.« Das stimmte. An diesem Tag haben wir noch Rock'n'Roll getanzt, und ich glaube, wir waren das meistfotografierte Paar.

Einen Geburtsvorbereitungskurs habe ich nicht besucht, denn ich wollte das alles gar nicht so genau wissen, und außerdem sollte es ja sowieso ein Kaiserschnitt werden. Ich wollte jedes Risiko ausschließen: daß dem Kind während der Geburt etwas passiert, daß es irgendwo steckenbleibt mit der Nabelschnur um den Hals oder der Arzt nicht gut drauf ist oder sonst etwas schiefgeht.

Ich habe mit einer Freundin gesprochen, die Ärztin ist und auch als Spätgebärende einen Kaiserschnitt hat machen lassen, und das fand ich alles gut so. Mein Mann fand die Entscheidung auch richtig.

Zu Beginn der Schwangerschaft hatte ich den Arzt gewechselt und einen gefunden, der mit der späten Schwangerschaft entspannt umging und mir wegen meines Alters keine Angst machte. Er gab mir das Gefühl, das sei etwas ganz Normales. Das hat mir sehr gutgetan. Dieser Arzt unterstützte auch meinen Wunsch, mit Kaiserschnitt zu entbinden, und er hätte das auch als Empfehlung an die Klinik weitergegeben. Denn ein Kaiserschnitt einfach so auf Bestellung, das wird nicht gerne gemacht, da haben die in den Kliniken immer tausend Einwände. Aber dann ist alles so gelaufen, daß das gar nicht mehr nötig war.

Fünf Wochen vor dem errechneten Termin fing das Baby plötzlich unglaublich an zu strampeln und zu treten. »Der kann wohl nicht mehr warten«, habe ich da noch zum Spaß gesagt. Ich habe vorsichtshalber meinen Arzt angerufen, und der hat mir für alle Fälle seine Privatnummer gegeben. Zwei Tage später, es war ein Sonnabend, saßen wir mal wieder im Büro und haben alles von der Woche aufgearbeitet. Mittags waren wir beim Italiener essen, mir ging es sehr gut. Dort trafen wir eine junge Frau mit einem Baby, die zufällig gerade mit Kaiserschnitt in dem Krankenhaus entbunden hatte, das ich mir auch ausgesucht hatte. Sie war total begeistert und hat mir gleich die Telefonnummer gegeben.

Wir gingen zurück ins Büro, ich habe gleich wegen eines Termins im Krankenhaus angerufen, und dann haben wir noch bis zum Abend gearbeitet. Es war zehn Uhr, wir waren gerade fertig, und ich habe den Computer ausgeschaltet, da ist die Fruchtblase geplatzt. Kein Schmerz, gar nichts, es machte nur ganz sanft »bing«, und ich war mit einem Schlag pudelnaß. Meine Knie fingen an zu zittern, und mit einer kläglichen Piepsstimme habe ich meinem Mann zugerufen: »Ich glaube, wir müssen jetzt ins Krankenhaus.«

Jetzt konnte ich mir nichts mehr aussuchen, jetzt mußte ich handeln. Aber bei schwierigen Sachen ist mir am liebsten, wenn ich plötzlich damit konfrontiert werde. Jetzt war das halt so, und jetzt wollte ich es auch schnell hinter mir haben. Ich habe meinen Arzt angerufen, der sagte mir, in welches Krankenhaus ich fahren solle. Aber als ich dort anrief, sagten sie, das gehe nicht, weil das Kind fünf Wochen vor Termin sei und sie keine Kinderklinik hätten. Außerdem solle ich die Feuerwehr anrufen und nicht mit unserem Auto fahren.

Die Feuerwehr kam, wollte mich aber nicht mitnehmen. Statt dessen riefen sie den sogenannten »Storchenwagen«, einen speziellen Rettungswagen mit Hebamme. Die Hebamme war einsachtzig groß, hatte ein Kreuz wie ein Bergarbeiter und steckte in einer Feuerwehruniform. Mein Mann mußte furchtbar lachen. »Alles nicht so schlimm«, meinte sie, »das ist heute schon der fünfte Blasensprung, wir haben Vollmond.« Auf dem Weg in die Uniklinik bekamen wir einen Anruf: Die Klinik sei überbelegt, wir sollen in die Charité. Das war ein Schock für mich. Ich stamme aus dem Osten, und was die Charité angeht, sind wir beide mit Vorurteilen hoch drei belastet. Aber dann lief alles eigentlich ganz gut.

Als wir ankamen, wurde ich gleich untersucht. Ich hatte nur ganz wenig Wehen, und mir wurde vorgeschlagen, liegenzubleiben und zu warten, bis es mehr werden. Die Ärzte wollten eine normale Geburt versuchen. Aber ich habe von vornherein gesagt, das kommt für mich nicht in Frage. Meine Mutter hat nach einem Blasensprung, bei dem zu lange gewartet wurde, ein Kind verloren und wäre beinahe selbst gestorben. Ich wollte einen Kaiserschnitt. Die Oberärztin hat das sofort akzeptiert, sie hat zwar noch einmal betont, daß sie normalerweise für eine normale Geburt plädiere, aber wenn ich einen Kaiserschnitt wünsche, könne ich den haben.

Nachts um eins ging die Operation los. Ich hatte Angst um das Kind, denn es kam ja fünf Wochen zu früh, und ich machte mir Sorgen, ob alles in Ordnung war. Ich wußte nur, daß es schon ein ganz gutes Gewicht hatte, der Arzt meinte, 2800 Gramm, und daß es einigermaßen fertig war.

Sonst hatte ich keine Angst und war die ganze Zeit einigermaßen ruhig. Die ganze Vorbereitung auf die Operation, auch die Einführung eines Harnkatheters konnte ich gut aushalten. Das war unangenehm, aber ich wußte, das muß jetzt gemacht werden. Die Ärztin, die mich operieren sollte, war mir sehr sympathisch. In so einer Situation muß man sich ja sowieso jemandem ausliefern, und da ist es schon besser, wenn man denjenigen, der an einem herumschnibbelt, wenigstens mag.

Aber in dem Moment, als ich auf dem OP-Tisch lag und die Narkose eingeleitet werden sollte, gingen mir dann doch die Nerven durch, und meine Beine fingen furchtbar an zu zittern. Ich konnte sie einfach nicht stillhalten, ich war nicht mehr in der Lage, mich zu kontrollieren, meine Kraft war am Ende.

Mein Mann war bis zur Einleitung der Narkose bei mir. Er war ganz ruhig und hat mir gut zugeredet.

Später hat er erzählt, um zehn vor eins wurde ich in den OP geschoben, und um fünf nach eins war Carl da. Mein Mann hat ihn in Empfang genommen und ihm die ganze Zeit die Wange gestreichelt. Er sei so dünn gewesen, daß er ihn als Hühnchen nicht genommen hätte.

Als ich aus der Narkose aufwachte, legte die Schwester Carl zu mir, so daß ich ihn am Gesicht und am Hals spüren konnte. Ich habe erst mal geheult und das Baby fast erdrückt vor Glück. Ich habe ihn sofort geliebt. Ich fand ihn hübsch, obwohl er so dünn war. Er hatte sehr filigrane Hände, ganz zarte, lange Hände. Das fand ich besonders schön. Und er hatte so ein ausgeprägtes, zartes Gesicht, das hat mir gut gefallen. Er ist so etwa eineinhalb Stunden bei uns geblieben.

Während dieser Zeit hatte ich auch die Nachwehen. Das war ganz schlimm. Das war das erste Mal, daß ich Schmerz als Wahnsinn empfunden habe, zum Ohnmächtigwerden. So stelle ich mir eine Geburt vor. Ich konnte drei Stunden lang kein Schmerzmittel bekommen, weil ich gerade erst aus der Narkose kam. Ich habe meinem Mann fast die Hand zerdrückt. Ich habe geheult, weil beides so überwältigend war. Das Kind und der Schmerz.

Auch die Wundschmerzen nach der Operation waren sehr heftig. Ich kann sonst eigentlich eine Menge aushalten, aber da habe ich Schmerzmittel verlangt. Drei Tage durfte ich nicht aufstehen, und Carl wurde mir jeden Tag für eine halbe Stunde gebracht. Sonst lag er in der Kinderklinik auf der Frühchenstation. Er wurde mir auch schon angelegt, aber er war noch zu klein und müde, um selbst zu trinken.

In diesen ersten drei Tagen hatte ich das Gefühl, ich mache riesige Fortschritte, aber dann gab's einen richtigen Rückschlag, und erst nach einer Woche ging es einigermaßen. Bis sich alles in meinem Bauch wieder so anfühlte wie früher, hat es fast drei Jahre gedauert.

Nach drei Tagen hatte ich Milch, die habe ich abgepumpt und Carl gebracht. Ich wurde alle zwei Stunden im Rollstuhl zu ihm gefahren. Ich habe ihn gestreichelt, gewindelt und war beim Füttern dabei. Er lag im Wärmebettchen und war das dickste von allen Babys auf der Station. Trotzdem war er zu schwach zum Trinken, er hat einfach keine Milch angenommen und mußte sondiert werden.

Er hatte einen Schlauch, der bis zum Magen führte, da wurde mit einer großen Spritze die Milch eingefüllt. Einmal habe ich gesehen, wie eine Schwester ihm die Milch – anstatt langsam und vorsichtig – mit einem Schwung auf einmal einfüllte und ihm alles zum Mund und zur Nase wieder rauskam. Ich habe gedacht, ich muß die ermorden. Das hat mir so leid getan, daß mir die Tränen nur so geflossen sind.

Nach einer Woche habe ich durchgesetzt, daß er endgültig zu mir ins Zimmer kam. Hier gab es kein grelles Neonlicht und Gepiepe wie in der Kinderklinik, hier war es schön gemütlich. Unser Zimmer lag in der elften Etage, und wir haben zusammen über den Potsdamer Platz geguckt und das Baugeschehen verfolgt. Ich hatte das Gefühl, er war bei mir glücklicher, und ab da nahm er dann auch zu. Tagsüber habe ich ihn versorgt, nachts übernahm das die Schwester. Ich habe mich auch nicht dagegen gewehrt, denn ich war noch ziemlich schwach und froh, daß ich durchschlafen konnte.

Jeden Tag haben wir Audienz gehalten. Soviel Besuch wie wir hatte sonst niemand. Das war mir auch nicht zu anstrengend, ich war stolz, mein »Produkt« zu präsentieren. Das war schon ganz toll.

Nach zwei Wochen durften wir nach Hause. Am Anfang war alles ein bißchen chaotisch, ich mußte lernen, einen Rhythmus zu finden, mit mir, dem Kind und der Familie.

Das Stillen hatte ich mir immer so romantisch vorgestellt, aber die Wirklichkeit sah anders aus. Zum Schluß war es zwar wirklich romantisch, aber der Anfang war bestialisch. Es war sehr, sehr schmerzhaft. Ich hatte zweimal einen Milchstau, und es hat mindestens zwei Wochen gedauert, bis es so einigermaßen funktioniert hat. Carl ist beim Stillen immer eingeschlafen und hat nie alles leergetrunken, ich mußte den Rest immer abpumpen und mit der Flasche füttern. Das war ziemlich mühsam. Ich habe ihn vier Monate voll gestillt, und dann habe ich noch zwei Monate zugefüttert. Am Schluß war es dann so schön, daß es mir leid getan hat, als es nicht mehr ging.

Aber das größte Problem für mich war, daß ich nicht mehr ausschlafen konnte. In den ersten Monaten war ich dauermüde. Ich wäre in jeder Ecke eingeschlafen. Carl hatte oft Blähungen und ist nachts häufig wach geworden. Er hatte dann richtige Schreianfälle, und wir mußten ihn stundenlang rumtragen. Mein Mann und ich haben ausgemacht, daß ich während der Woche den Nachtdienst übernehme und in Carls Zimmer schlafe und er am Sonnabend, so daß ich wenigstens einmal in der Woche ausschlafen konnte.

Ab dem vierten Monat ist er nur noch einmal nachts wach

geworden. Da bin ich dann wieder ins Schlafzimmer gezogen und zu ihm rübergegangen, wenn er wach wurde. Wir haben versucht zu vermeiden, daß er zu uns ins Bett kommt, und das ist uns auch gelungen.

Kaum war ich mit Carl aus dem Krankenhaus zurück, bekam ich auch gleich wieder einen Auftrag für eine Fernsehsendung. Ich fühlte mich eigentlich noch zu schwach und wollte ablehnen, aber die Regisseurin hat mich überredet und ist mir so weit entgegengekommen, daß ich es dann doch machen konnte. Dann ging es Schlag auf Schlag, und ich hatte ab da immer etwas zu tun. Ich fand das ganz gut, denn so bin ich nicht in so ein Loch gefallen. Ich glaube, sonst hätte mir was gefehlt. Das hat schon viel Kraft gekostet, aber irgendwie hatte ich die nötige Energie, das alles zu schaffen.

Als Carl ganz klein war, habe ich ihn überallhin mitgenommen. Aber bald habe ich lernen müssen, daß man sich keine festen Termine vornehmen darf, weil dann garantiert alles anders läuft. Das habe ich ein, zwei Mal probiert, da hatte er dann gerade Bauchschmerzen und schrie, oder er wollte einfach nicht schlafen. Ich war auf ihn sauer und auf mich sauer, das war dann nur Streß. Ich habe mir dann nichts mehr fest vorgenommen, und die Arbeit mußte sich seinem Rhythmus anpassen.

Am Anfang drehte sich natürlich alles ums Kind, und mein Mann mußte ein bißchen zurückstecken. Mit der Zeit hat sich das aber alles eingespielt, und wir haben uns auch wieder Zeit für uns genommen. Ich liebe mein Kind, und ich glaube auch, daß ich ihm eine gute Mutter bin, aber es ist nicht mein Lebensziel, nur Mutter zu sein. Unser Leben, wie es vorher war, blieb eigentlich weitgehend erhalten. Das Kind ist eben noch dazugekommen. Für unsere Partnerschaft bedeutet unser Kind großes Glück. Ein stolzerer Vater, als mein Mann es ist, kann man nicht sein. Das hat vielleicht auch mit dem Alter zu tun. Da haben die Männer keinen Karrieredruck mehr und können das Vatersein eher genießen.

Wir sind aber auch weiterhin oft ausgegangen, wie vor dem

Kind. Die ersten vier Monate war das gar kein Problem. Wir haben weiter Freunde besucht und sind auf Feste gegangen und haben ihn einfach mitgenommen. Als er etwas älter war, haben wir ihn ab und zu bei meiner Schwiegermutter gelassen. Wir haben das Glück, daß sie im selben Haus wohnt und abends auf ihn aufpassen kann.

Nach einem halben Jahr hatte ich dann beruflich wieder soviel zu tun, daß wir uns über eine Anzeige eine Kinderfrau gesucht haben. Sie kam dreimal die Woche für fünf Stunden, manchmal auch öfter. Ich habe dann auch wieder bis zu zehn Stunden täglich gearbeitet. Weil Carl mich da seltener gesehen hat als die Kinderfrau, hat er sie immer mit einem strahlenden Lächeln begrüßt und mich auch mal eiskalt links liegen lassen. Da habe ich sie schon manchmal als Konkurrenz empfunden.

Heute muß ich sagen, es war für mich eigentlich nicht schön, ihn schon so früh komplett aus der Hand zu geben. Es hat sehr weh getan, wenn er sich dann so von mir abgewendet hat. Aber ich war da schon so in berufliche Verpflichtungen verstrickt, daß ich das nicht mehr abbrechen konnte. Dieses letzte Jahr, bevor Carl in den Kindergarten kommt, arbeite ich nicht und bin froh, noch mal richtig Zeit für ihn zu haben. Unser Verhältnis ist viel intensiver geworden, und ich genieße die Zeit mit ihm sehr.

Mein Kind bedeutet für mich großes Glück. Da ist auch das Gefühl, ein Stück von mir und meiner großen Liebe, meinem Mann, weitergegeben zu haben.

Ich habe als Mutter aber auch ganz neue Seiten an mir entdeckt. Grenzenlose Toleranz zum Beispiel oder einen regelrechten Versorgungsinstinkt mit regelmäßig essen und hegen und pflegen. Ich versuche, wie ein großer Schatten immer in Carls Nähe zu sein und ihn zu beschützen, aber ohne daß er es merkt. Und dann ist da natürlich noch so ein großes Kuschel- und Schmusebedürfnis.

Ich hatte keine Vorstellung davon, wie es ist, ein Kind zu haben, und es hatte mir nicht wirklich etwas gefehlt. Aber jetzt kann ich es mir ohne Carl gar nicht mehr vorstellen, er ist auf jeden Fall eine Steigerung meines Glücks.

Seit ich 13 bin, wünsche ich mir ein Kind. Damals ging es noch nicht, weil ich zur Schule ging, mich zu jung fand, und ich hatte auch nicht den richtigen Partner. Als ich dann 15 war, hatte ich den richtigen Partner, und da war der Augenblick ziemlich günstig. Ich habe mir eine Familie erhofft. Eine richtig schöne Familie, in der alle harmonisch zusammenleben. Vater, Mutter und Kind. Das war auch schon alles, mehr nicht.

Ich hatte nie eine richtige Familie. Meine Eltern haben sich scheiden lassen, als ich noch ganz klein war, und meine Mutter ist damit nicht klargekommen. Die war selber noch ziemlich jung, mußte den ganzen Tag in der Fabrik arbeiten, und dann noch das kleine Kind. Das war zuviel. Der ging es immer nur schlecht, und sie machte dann eine Therapie nach der anderen. Ich war die meiste Zeit in irgendwelchen WGs und Heimen, wurde dauernd weggeholt und von einem Ort zum anderen gebracht.

Und als ich dann mit 15 zu Hakim, meinem Freund, gezogen bin, haben die mich da auch weggeholt, denn meine Mutter war damit nicht einverstanden. Sie meinte, ich sei noch viel zu jung, um mit einem Mann zusammenzusein. Aber durch das Kind und dieses Projekt, in dem ich jetzt wohne, ist automatisch die Möglichkeit gekommen, als Familie zusammenzuleben. Da hatte ich echt Glück.

Mein Freund ist Libanese. Wir waren ungefähr ein halbes Jahr zusammen, als Hakim und ich beschlossen, daß wir ein Kind haben wollen. Wir haben es darauf angesetzt. Als rauskam, daß ich schwanger bin, waren wir ganz glücklich, aber auch etwas geschockt, daß ich schon im fünften Monat war und nichts gemerkt hatte. Es war aber auch nichts zu sehen, kein Bauch, gar nichts. Hakim hat sich natürlich unheimlich gefreut, weil es ja auch ein Wunschkind war, aber meine Familie weiß bis heute nicht, daß wir das mit Absicht gemacht haben.

Meine Mutter hat versucht, es gelassen zu nehmen, aber man hat doch gemerkt, daß sie überrascht war. Schockiert nicht, aber überrascht. Nach Abtreibung hat sie erst gar nicht gefragt, sie wußte genau, daß ich das nicht machen würde.

Aber meine Großmutter hat ganz schön Streß gemacht. Sie hat einfach gesagt: »Das wird abgetrieben und basta.« Sie hat mich gar nicht gefragt, ob ich das überhaupt machen will. Und als ich ihr gesagt habe, daß es jetzt zu spät ist, meinte sie: »Das Kind tut mir jetzt schon leid. Und später, wenn ihr euch streitet, dann entführt er dein Kind in den Libanon.« Sie hat gesagt, daß es für sie schon schwer war, als sie mit 20 ein Kind hatte, und daß das dann für mich mit 16 noch schlimmer sein wird. Die hat sich gar nicht mehr eingekriegt. Aber jetzt ist sie ganz froh, kommt öfter mal zu der Kleinen, um mit ihr zu spielen, und kauft Sachen. Ich denke, damals war das noch ganz schlimm, ein Kind zu kriegen, wenn man nicht verheiratet war. Heute ist das doch ganz anders, auch wenn ich manchmal auf der Straße blöd angeguckt werde und mir irgend-welche Sprüche anhören muß. Einmal hat einer zu mir gesagt, als ich ihn gefragt hab, ob er mir hilft, den Kinderwagen eine Treppe runterzutragen: »Wenn du schon alt genug bist, ein Kind zu haben, dann kannste auch allein den Kinderwagen tragen.«

Als ich erfahren habe, daß ich schwanger bin, wohnte ich gera-de zwei Wochen in so einer betreuten WG, und da sollte ich jetzt gleich wieder raus. Meine Betreuer vom Jugendamt haben zusam-men mit meiner Mutter eine Konferenz abgehalten und überlegt, wie das jetzt weitergehen soll. Meine Mutter hat gesagt, ich könn-te wieder zu ihr ziehen und daß sie mir helfen würde. Ich hab ja gesagt, weil ich sowieso gern in diese Gegend wollte, weil die sehr kinderfreundlich ist, und auch, weil ich da aufgewachsen bin.

Ein oder zwei Wochen ging das gut, dann hatte meine Mutter mal wieder einen Nervenzusammenbruch, weil sie es doch nicht auf die Reihe gekriegt hat. Es war einfach zuviel. Wir sind wieder zum Jugendamt gerannt, und da wurde dann besprochen, was jetzt gemacht wird. Es mußte alles sehr schnell gehen, und ich sollte in so ein Projekt für minderjährige Mütter. Eigentlich wollte ich eine eigene Wohnung und nicht wieder in so ein Projekt mit Betreuung. Aber weil ich noch nicht volljährig war, hieß es: »Du gehst da rein, oder dir wird das Kind weggenommen.« Das war einfach so, ganz kraß, und mir blieb nichts anderes übrig.

Ich hab mir das angeguckt und fand das dann aber ganz o.k. Du hast hier eine eigene Wohnung, wo auch dein Freund mit einziehen kann, und es wird nicht soviel kontrolliert. Du kannst hier zwar nicht wirklich machen, was du willst, aber es ist nicht so schlimm wie in den richtigen »Mutter-Kind-Heimen«. Da gehen die mit dir einkaufen, und du mußt bei jeder Mohrrübe und jeder Gurke Rechenschaft ablegen, warum du das jetzt essen willst. Tiefkühlpizza ist dort ganz verboten, das wird alles kontrolliert. Und der Freund darf auch nur zweimal die Woche zu Besuch kommen. Das war für mich der Hauptgrund, nicht in so ein Heim zu ziehen. Hakim ist der Vater, ich bin mit ihm zusammen, und was soll denn das, daß er sein Kind nur zweimal die Woche sehen darf. Und weil er hier mitwohnen kann, hab ich mich dann für dieses Projekt entschieden.

Es war schon alles ziemlich stressig, bis ich hier eingezogen bin. Aber die Schwangerschaft selbst war sehr schön. Beim Arzt hatten die gerade ein neues 3D-Ultraschallgerät bekommen, und ich war eine der ersten, bei der sie das ausprobiert haben. Das war total schön, da konnte man richtig alles sehen: wie das Baby liegt, daß es die Knie festhält, sogar, daß es am Daumen nuckelt. Das war so süß.

Ich hab die Bilder immer mit mir rumgetragen, und jedem, den ich getroffen habe, hab ich gleich erzählt »Ich bin schwanger, ich bin schwanger« und hab die Ultraschallbilder gezeigt und gesagt: »Guck mal da, das ist ein Bein, das ist der Kopf, und es wird ein Mädchen, und ich freue mich so.« Die waren meistens ziemlich überrascht und schockiert, das haben sie nicht erwartet.

Wenn ich abends mal in Ruhe vor dem Fernseher saß, habe ich gemerkt, wie es tritt, das war sehr schön. Manchmal hab ich Babysachen mit ins Bett genommen, neben mich gelegt und damit geschlafen oder den kleinen Schneeanzug im Arm geschaukelt und mir vorgestellt, wie das sein wird, wenn es da ist.

Ich hab mich auf das Baby gefreut, aber ich hatte auch ein bißchen Angst vor der Geburt. Zum Schwangerschaftskurs bin ich nicht mehr gegangen, als ich erfahren habe, daß es ein Kaiserschnitt wird. Aber von da an hatte ich auch keine Angst mehr vor der Geburt.

Die ganze Geburt war ein einziger Horror, auch weil die Ärzte sich so mies verhalten haben. Ich bekam vorzeitige Wehen und mußte vor dem Termin ins Krankenhaus. Die Ärzte waren die ganze Zeit unfreundlich und haben mich total ignoriert. Aber ich weiß nicht, ob die das mit allen so machen oder nur mit mir, weil ich so jung bin. Ich sollte wegen der vorzeitigen Wehen liegen, bin aber mal aufgestanden, und da hab ich gehört, wie sie sich unterhalten haben und gesagt haben: »Die ist ja noch so jung, die versteht wahrscheinlich noch gar nicht, daß sie jetzt liegen muß«, und solche Sachen. Ich hab dann gar nicht mehr weiter zugehört und bin schnell wieder in mein Bett gerannt, damit sie nichts merken.

Die Geburt war dann eine echte Notoperation. Irgendwas ging total schief, und die haben mich auch noch völlig nervös gemacht: Als ich im OP lag, sind alle durcheinandergelaufen und haben laut »Scheiße« gerufen. Das war nicht gerade aufbauend mitzukriegen, daß die Panik hatten.

Hakim war die ganze Zeit mit im Krankenhaus, nur bei der Geburt durfte er nicht dabeisein, denn die haben ihn nicht in den OP gelassen. Aber als das Kind dann da war, hat er sich die ganze Zeit um es gekümmert.

Ich wollte das Kind erst mal gar nicht sehen, als ich aufwachte. Ich war von der Narkose total benebelt, hab kaum was wahrgenommen und wollte es einfach nicht sehen. Ich war so fertig. Aber Alina wurde mir einfach auf den Bauch gelegt, obwohl ich gesagt hab, ich möchte das nicht. Sie wäre beinahe runtergefallen, weil ich sie noch gar nicht festhalten konnte. Aber das war mir in dem Moment fast egal, ich wollte sie einfach nicht sehen. Das war dann erst nach drei oder vier Tagen, daß ich das Kind überhaupt richtig wahrgenommen habe.

Die ersten zwei Wochen nach der Geburt konnte ich mich fast überhaupt nicht bewegen. Ich konnte Alina noch nicht einmal aus ihrem Bett holen, der Schnitt hat furchtbar gezogen, und ich war noch völlig schwach. Hakim hat sie dann genommen, sie geschaukelt, ihr etwas vorgesungen und für sie den Hampelmann gespielt, damit sie lacht.

Ich wollte gerne stillen und hab das auch versucht, aber es ging nicht so richtig, und da wollte ich es mal mit Abpumpen probieren. Aber die Schwestern haben mir das verboten. Ich soll mein Kind doch gefälligst an die Brust anlegen, haben die gesagt. Da mußte wirklich erst meine Betreuerin kommen und sich mit denen rumzanken, bis ich das machen durfte.

Aber sonst war das schon total schön, dieses Gefühl, ein Baby zu haben. Das kann man gar nicht beschreiben. Nur wenn man dann sieht, wie es daliegt, und man es nicht auf den Arm nehmen kann, wenn es losheult, weil man so schwach ist, das ist hart. Hakim konnte auch nicht die ganze Zeit dasein, und von den Schwestern hat mir keine geholfen. Wenn ich auf den Schwesternknopf gedrückt habe und gesagt habe: »Können Sie mir bitte mein Kind mal geben«, da haben die nur gesagt: »Nö, das müssen die Kinderschwestern machen«, aber die sind nie gekommen. Da lag ich dann da, konnte mich nicht rühren, und Alina hat geheult, bis Hakim endlich wiederkam.

Das ärgert mich heute noch, daß ich da so wenig von ihr hatte. Die Babys sind einem in dieser Zeit eigentlich am nächsten und am süßesten, und da konnte ich sie nicht nehmen und mit ihr kuscheln, ich konnte mich gar nicht richtig freuen. So richtig Kontakt zu ihr hab ich erst nach einem Monat bekommen, als ich sie selbst nehmen und versorgen konnte, da fing es dann an, richtig schön zu werden.

Muttergefühle – ich weiß auch nicht, wie ich das erklären soll. Das ist einfach so. Alina ist wirklich mein ein und alles. Ich würde alles für sie machen, alles. Was soll ich sonst noch dazu sagen? Andere können das sowieso nicht verstehen. Auch Hakim nicht. Klar, die Väter freuen sich, aber die fühlen nicht das, was die Mütter fühlen. Das ist Freude, Liebe, Stolz. Das kann man wirklich nicht in Worte fassen.

Alina ist jetzt ein Jahr, und zur Zeit sieht mein Alltag hier im Projekt so aus: Gegen zehn bringe ich Alina in die Kinderwohnung, da werden alle Kinder aus dem Projekt zusammen betreut. Wenn sie drei Monate alt sind, muß man sie abgeben, egal, ob einem das paßt oder nicht. Dann hab ich drei Stunden Zeit. Manchmal gehe ich hoch in meine Wohnung und räume auf, oder ich geh mit einer Freundin einkaufen, oder ich hab Termine mit den Betreuern. Da gibt's immer ein paar Sachen vorzubereiten, bei denen die helfen: Behördengänge, Schreiben ans Jugendamt oder den Bericht durchlesen, der hier jedes halbe Jahr über uns geschrieben werden muß.

Daß die Kinder hier vormittags betreut werden, ist mir ganz recht, denn bis vor kurzem bin ich noch in die Schule gegangen und hab meinen Hauptschulabschluß nachgeholt. Für die Kinder ist es auch besser, wenn sie Gesellschaft haben, dann lernen sie schneller, und ich finde auch, Alina ist viel ausgeglichener, wenn sie da hingeht, als wenn sie den ganzen Tag hier in der Wohnung ist. Das merke ich am Wochenende, da ist sie immer total stressig.

Die Betreuer in der Kinderwohnung sind ziemlich o.k. Es gibt nur immer mal wieder einzelne Betreuer, die nehmen einen gar nicht ernst. Wenn ich sage, sie soll das Gläschen um elf Uhr bekommen, dann machen die das trotzdem um zwölf Uhr, halt solche Sachen.

Aber sonst finde ich das ganze Projekt hier ganz o.k. Die meisten Frauen finden das, aber sie geben es nicht zu. Die meckern immer nur rum und sagen: »Ich will raus hier.« Und wenn sie dann draußen sind, dann merken sie erst, wie gut es hier war, denn auf einmal müssen sie alles selber machen.

Hier wird einem schon eine Menge abgenommen. Zum Beispiel, daß mit den Behörden alles klar läuft. Es gibt auch Sachen, die mußt du selber machen, aber eben langsam, nach und nach, weil man es ja lernen soll. Genauso wie mit dem Geld. Erst wird es wöchentlich ausgezahlt, dann alle zwei Wochen, und dann wird es aufs Konto überwiesen. Und wenn die merken, du kommst damit nicht klar, dann wird wieder wöchentlich ausgezahlt.

Manchmal geht mir das hier auch ganz schön auf die Nerven, daß die einem so auf die Finger gucken, aber im ganzen geht's noch. Ich hab eine einigermaßen nette Betreuerin erwischt, da ist das o.k.

Eigentlich wurde mit dem Kind alles genau so, wie ich mir das vorgestellt habe. Ich hatte es mir sogar ein bißchen schlimmer vorgestellt. Daß das Kind mehr schreien würde und überhaupt mehr Streß und Chaos. Manchmal ist es auch echt anstrengend. Aber Kinder sind immer anstrengend. Das geht ja nicht nur jungen Müttern so, daß die mal denken: »Mein Gott, kann das Kind denn nicht mal seinen Mund halten?«, das geht älteren genauso. Aber das ist nicht schlimm. Das geht ja auch ganz schnell wieder vorbei, und wenn Alina mich dann wieder anlächelt, ist alles vergessen.

Ich denke schon, daß es später mal schwieriger wird mit ihr. Das weiß ich ja noch von mir selbst. Aber aus den Konflikten, die ich mit meiner Mutter hatte, kann ich auch lernen und es vielleicht besser machen. Denn meine Mutter hat schon viel falsch gemacht.

Ich wünsche mir, daß meine Tochter mir vertrauen kann und keine Angst haben muß. Sie soll sagen, was sie denkt, und nicht, was ich hören will, nur weil sie Angst hat. Und ich wünsche ihr, daß sie das, was sie sich vornimmt, später mal erreicht.

Seit Alina da ist, habe ich mich auch verändert. Ich bin reifer geworden. Ich habe eine Verantwortung, ich muß für sie dasein, auf sie aufpassen. Ich kann jetzt nicht mal eben schnell weggehen und was anderes machen. Ich muß dann schon alles so organisieren, daß das auch geht.

Und dann bin ich auf einmal auch richtig ordentlich geworden.

Früher, als ich bei meiner Mutter gewohnt habe, war ich furchtbar unordentlich. Jetzt kann ich nicht sehen, wenn irgendwas rumliegt, dann muß das schnell weggeräumt werden. Das ist jetzt meine eigene Wohnung, und da ist auch niemand mehr, der mir etwas hinterherräumt. Und jetzt finde ich selber, daß immer alles ordentlich sein muß, sonst kann ich mich nicht in Ruhe hinsetzen.

Aber sonst hat sich bei mir nicht viel geändert. Ich bin auch schon vor dem Kind nie weggegangen. Zur Disco und so, das ist sowieso nicht mein Fall. Ich bin lieber zu Hause und gucke Fernsehen. Ich verpasse auch nichts. Ich hab schon früher alles gemacht. Das, was andere jetzt in meinem Alter machen, hab ich schon mit 13 gemacht. Da hieß es dann auch immer: »Du bist ja noch viel zu jung dafür.« Und wenn ich jetzt mal weggehen will, dann ist das auch kein Problem.

Hier im Projekt passen wir gegenseitig auf unsere Kinder auf, oder ich kann mit meiner Mutter oder meiner Oma besprechen, daß Alina mal da bleibt. Es ist wirklich nicht schwer, jemanden zu finden, der mal eine Nacht auf das Kind aufpaßt. Aber eigentlich hab ich gar keine Lust auszugehen, das glaubt mir nur keiner. Dann wird immer nur gesagt: »Ja, das denkst du vielleicht jetzt, aber warte mal zwei Jahre, dann willst du dich doch wieder ausleben.« Und wenn ich dann sage: »Das hab ich schon längst«, dann heißt es: »Das weißt du doch noch gar nicht, dazu bist du noch viel zu jung«. Für mich ist die Familie am wichtigsten, mein Kind und mein Freund, und ansonsten ist da nichts.

Hakim ist ein guter Vater. Er spielt mit Alina, er wickelt sie, er bringt sie ins Bett, und ab und zu füttert er sie auch. Manchmal meckert er zwar rum – »Mann, die hat mich schon wieder vollgematscht« – aber eigentlich findet er das lustig, und es macht ihm Spaß. Wenn Besuch da ist, ist ihm das auch manchmal peinlich, denn ein Mann, der Windeln wechselt, ist doch kein Mann. Aber wenn niemand zuguckt, dann macht er es doch. Es darf ihn bloß keiner dabei erwischen. Er hilft mir sogar im Haushalt.

Wenn er das nicht machen würde, würde ich das auch gar nicht einsehen. Denn es ist ja unser Kind, und da muß er auch was dafür tun. Schlimm genug, daß ich es auf die Welt bringen mußte, da hat Hakim ja noch Glück gehabt, daß er ein Mann ist und keine Frau. Ich finde auch, meine Ansprüche sind nicht besonders hoch. Wenn ich so die anderen Väter hier im Projekt sehe, dann finde ich, daß er schon sehr viel macht. Und da bin ich dann auch manchmal richtig stolz auf ihn.

Mit der Familie ist das schon so, wie ich mir das immer vorgestellt habe. Nur dadurch, daß Hakim Ausländer ist, wird einem halt immer ein Strich durch die Rechnung gemacht. Wir sind nicht verheiratet, und er hat auch mal Mist gebaut mit Drogen und so und ist jetzt dauernd von der Abschiebung bedroht. Jedesmal, wenn wir denken, jetzt wird alles gut, wird uns von den Behörden wieder ein Stein in den Weg gelegt. Aber wenn man mal davon absieht, dann ist es eigentlich wirklich so wie bei einer ganz normalen Bilderbuchfamilie, auch wenn sich das komisch anhört.

Wenn ich 18 bin, wollen wir heiraten. Ich hoffe, daß Hakim dann bald eine Arbeit findet und ich mir keine Sorgen mehr zu machen brauche, daß er irgendwann nicht mehr da ist, daß er weggebracht wird und ich dann alleine hier mit dem Kind sitze. Ich möchte einfach mit meiner Familie in Ruhe leben können und nicht immer Angst haben müssen, daß unsere Familie kaputtgemacht wird oder morgen kein Geld mehr da ist.

Am liebsten würde ich zu Hause bleiben, um für das Kind zu sorgen, und mein Freund geht arbeiten und bringt das Geld ins Haus. Das wäre natürlich am allerbesten, aber das ist nicht realistisch. Heutzutage verdient man nicht soviel, und die ganzen Sachen werden teurer, da reicht es einfach nicht, wenn nur einer arbeiten geht. Ich werde halt auch arbeiten gehen müssen, und Alina muß dann den ganzen Tag in den Kindergarten, da wird uns nichts anderes übrigbleiben.

Ich will ja gar nicht viel. Einfach nur, daß man alles bezahlen kann, was man zum normalen Leben braucht: eine Wohnung, ein paar Möbel, Kleidung, Essen, Telefon, Strom. Es muß jetzt nicht was ganz Teures sein oder Luxus. Wenn das Kind neue Schuhe braucht, müssen das nicht gleich welche von Nike oder Fila sein. Aber ich will dann Schuhe kaufen können, die nicht gleich nach einem Monat wieder kaputtgehen, weil sie so billig waren.

Ich mußte mir früher in der Schule oft genug anhören: »Iii, die läuft ja in Aldi-Klamotten rum.« Meine Mutter konnte sich nichts anderes leisten. Wenn ich eine neue Hose gebraucht habe, hat sie meine alte tausendmal geflickt. Das war echt hart, wenn die anderen alle so schöne Sachen hatten. Und das war auch ein Grund, daß ich dann nicht mehr in die Schule gegangen bin: weil die immer auf mir rumgehackt haben und ich zum Außenseiter wurde. Ich will nicht, daß Alina das später auch zu hören bekommt. Oder daß ich meinem Kind sagen muß, wenn es sich etwas wünscht, ich hab kein Geld dafür. Meine Mutter hatte noch nicht einmal Geld für einen Klassenausflug. Ich mußte dann zu Hause bleiben und hatte in der Zeit Unterricht. Weil ich weiß, wie das ist, möchte ich das meinem Kind echt nicht zumuten.

Ich würde gern eine Lehre als Zahnarzthelferin machen. Aber es ist sehr schwer, eine Lehrstelle zu bekommen, weil sich zu viele mit einem Realschulabschluß bewerben und ich nur einen Hauptschulabschluß habe. Und mit einem Kind ist es dann noch doppelt schwer. Da heißt es dann gleich immer: Was ist, wenn das Kind mal krank ist, und dann kommt vielleicht noch ein Kind, und da ist es fast unmöglich, überhaupt eine Lehrstelle zu bekommen. Eigentlich will ich mich jetzt auch wirklich darauf konzentrieren, eine Lehrstelle zu finden, aber da sind so viele Sachen, um die ich mich auch noch kümmern muß.

Im Moment ist Hakims Sache sehr aktuell. Wir rennen dauernd zur Ausländerbehörde, zu den Anwälten, zum Sozialamt und ich weiß nicht wohin, denn die wollen ihm kein Geld mehr geben. Sie wollen ihn abschieben. Ich muß Hakim helfen, denn er kann nicht so gut Deutsch, und wenn die auf den Behörden Beamtensprache sprechen, dann versteht er nichts, da muß ich immer mitgehen.

Vor drei, vier Wochen hatte ich auch noch Streß mit der Schule. Ich mußte den ganzen Tag für die Prüfung lernen und hatte gar nichts mehr von Alina, weil ich immer unterwegs war. Da hab ich sie manchmal nur eine Stunde am Tag gesehen. Aber das ist jetzt besser geworden, und ich hab wieder mehr Zeit für sie.

Wenn jetzt alles geregelt wäre und wir beide Arbeit hätten, würde ich gern noch ein Kind haben. Die Geburt war zwar schlimm, aber je länger das her ist, desto besser kann ich das verkraften, und jetzt wäre ich wieder bereit. Ich habe mich damals auch wirklich ein bißchen blöd angestellt mit den Schmerzen. Jetzt weiß ich, was mir helfen würde und was man dagegen machen kann. Und es muß ja auch nicht wieder ein Kaiserschnitt werden. Aber solange jetzt noch alles so unklar ist, wir keine Arbeit haben und ich dann auch aus dem Projekt raus muß, wenn wir heiraten, und alles noch so wackelig ist, will ich kein zweites Kind.

Ich kenne einige Mädchen, die in meinem Alter sind, wenn die beim Spazierengehen Alina im Kinderwagen sehen, sagen die: »Oh, ist die süß«, und: »Ist das toll, ich will auch ein Baby.« Die sehen nur, es ist etwas Süßes und Niedliches, die sehen nicht, daß sie noch in die Schule gehen und daß es auch anstrengend ist, ein Kind zu haben. Da sag ich denen immer, die sollen sich das ganz genau überlegen. Mal Babysitten ist etwas anderes, als Mutter zu sein.

Die Geburt meines ersten Kindes war ein irres Erlebnis. Das kann man mit Worten gar nicht beschreiben. Wirklich, ganz toll. Aber beim zweiten Kind, als ich dann alles ganz bewußt erlebt habe, war es noch schöner.

Mein Mann und ich haben uns während des Studiums kennengelernt. Wir hatten zusammen Betriebswirtschaft studiert, und nach dem Studium bekamen wir beide eine Anstellung an verschiedenen Orten in Bayern. Bald darauf haben wir geheiratet. Ich wollte etwa zwei Jahre arbeiten und dann eine Familie gründen. Als ich 31 war, habe ich gesagt: Jetzt muß es mal langsam losgehen, sonst ist es mir zu spät. Und dann habe ich versucht, schwanger zu werden.

Es war meine erste Schwangerschaft, und ich war ganz unbefangen. Ich habe mir keine Gedanken gemacht, ob es jetzt auch gleich klappt oder nicht. Ich war nur sicher, ich würde nichts übers Knie brechen wollen: Wenn es nicht sein soll, dann eben nicht, dann lassen wir es. Ich hatte mit der Spirale verhütet und habe mit meinem Mann abgesprochen, daß ich sie jetzt entfernen lasse.

Wir mußten erst noch vier Wochen warten, bis sich alles normalisierte, und dann konnte ich schwanger werden. Irgendwann fingen die Brüste an, ziemlich zu spannen, sonst habe ich nichts gemerkt. Aber uns war klar, da tut sich was. Nach fünf Wochen habe ich einen Schwangerschaftstest gemacht, der war eindeutig positiv. Mein Mann war gerade nicht zu Hause. Es war Vatertag, und er war mit seinen Freunden zum Formel-Eins-Rennen nach Monaco gefahren. Als er zurückkam, habe ich den positiven Schwangerschaftstest in ein Kästchen gepackt, mit einer Schleife drumherum, und ihm überreicht.

Ich war unheimlich euphorisch, als ich es gemerkt habe, und es war auch wirklich so, wie die Hebammen immer sagen: Ich hatte unheimlichen Tatendrang und fing an, alle Fenster zu putzen. Ich habe mich sehr gefreut, denn ich wollte ja gerne ein Kind. Ich hatte das richtige Alter, und es paßte auch in das Umfeld. In Bayern war das sowieso völlig normal, da hat einen keiner schief angeguckt, auch nicht in der Arbeit. Um mich herum wurden alle schwanger, und mittlerweile gehörte es einfach dazu, daß man ein Kind hat.

Morgens war mir immer ein bißchen übel, aber nie so, daß ich mich übergeben habe. Ich mußte dann nur sofort etwas essen. Das Schlimmste war in dieser Zeit der Hunger. Wenn ich Hunger hatte, dann wurde mir gleich ganz furchtbar schlecht. Ich habe also die ganze Zeit gegessen. Vor allem viel Frisches, viel Obst und Salat. Es ist schon komisch, wie der Körper sich dann von selbst das holt, was er gerade am meisten braucht. Trotzdem habe ich nicht besonders viel zugenommen. Das kam dann erst langsam.

Als ich in der 9. Woche war, sind wir nach Hawaii geflogen. Der Urlaub war vorher geplant und gebucht, und ich habe meine Schwangerschaft nicht als Hindernis angesehen. Mein Frauenarzt hatte auch nichts dagegen. Er hat mich nur über die Risiken aufgeklärt, durch die Luftveränderung und die Strahlungsbelastung beim Flug. Es hat dann aber überhaupt keine Probleme gegeben, und ich hatte einen ganz tollen Urlaub. Nur einen Tauchkurs durfte ich nicht machen, da waren die Amerikaner ganz streng, und morgens war mir weiterhin schlecht. Dagegen halfen ein paar Kekse gleich nach dem Wachwerden. Drei Tage, bevor der Urlaub zu Ende war, war die Übelkeit weg. Das war so in der 12. Woche.

Durch die Übelkeit war mir das Kind schon ziemlich schnell gegenwärtig, aber so richtig Kontakt aufnehmen, das kommt dann doch erst, wenn es das erste Mal klopft, wenn man die ersten Bewegungen spürt. Bei mir war das fast genau an dem Tag, als mein Mann Geburtstag hatte. Das fand ich wirklich so niedlich, ein richtiges Geburtstagsgeschenk. Es hat auch relativ lange gedauert, bis ich es gemerkt habe, es war so um die 23. Woche, denn ich wußte beim ersten Kind noch nicht, auf was ich achten muß. Dieses Klopfen war toll. Ich habe dauernd versucht, es zu wiederholen, und mich in irgendwelche verrückten Positionen gesetzt, um es zu spüren.

Meine Arbeitskollegen waren mit mir schwanger. Die wußten immer, wann dieses Kind sich meldete, wann es klopfte und wie es boxte, ich mußte das einfach erzählen, und sie haben es sich gerne angehört. Bis zum Mutterschutz habe ich die ganze Zeit voll gearbeitet. Das war gut, denn durch das Arbeiten wurde ich von den kleinen Beschwerden abgelenkt.

Mit den Vorbereitungen für das Kind habe ich gewartet, bis der Bauch so richtig dick und das Kind lebensfähig war. Ab der 33. Woche habe ich dann losgelegt: Das Körbchen geholt und die ersten Strampler, die Wohnung hergerichtet und das Kinderzimmer. Das hat riesigen Spaß gemacht. Es macht mir heute noch Spaß, für die Kinder etwas auszusuchen und herzurichten. Da hat so eine Verschiebung stattgefunden, früher habe ich immer für mich eingekauft und mich zurechtgemacht, jetzt ist das alles auf die Kinder übergegangen. Aber für mich bedeutet das keine Einschränkung, denn zu Hause rutsche ich jetzt die ganze Zeit auf den Knien herum, und da kann ich sowieso keine kurzen Röcke oder Kostüme tragen.

Mein Mann hat sich das ganze Spektakel mit der Schwangerschaft immer angehört, aber er hat jetzt nicht dauernd meinen Bauch gestreichelt oder das Ohr angelegt. Ich mußte ihn auch ziemlich treten, daß er mit mir in den Geburtsvorbereitungskurs ging. Aber das hat mir nichts ausgemacht. Er hat es respektiert, daß es mir ab und zu nicht so gutging und daß ich nicht mehr so leistungsfähig war, das war mir genug. Ansonsten waren wir durch unsere Arbeit beide so eingespannt, daß die Schwangerschaft eher so nebenherlief. Am Ende war ich auch etwas traurig, daß ich meine Arbeit, die mir inzwischen ans Herz gewachsen war, verlassen mußte.

Ich hatte keine Angst vor der Geburt. Ich wußte zwar eigentlich nicht, was mich da erwartet, aber ich habe mir immer gesagt: Ich bin nicht besonders schmerzempfindlich, und ich werde das schon irgendwie hinkriegen. Denn wenn das Kind raus ist, dann ist es auch vorbei. Und so war es dann auch. Es hat nur ziemlich lange gedauert.

Die Hebamme im Vorbereitungskurs war für eine natürliche Geburt und Naturheilverfahren. Sie hat uns nicht nur alles erklärt, sie hat auch gesagt: Suchen Sie den Kontakt zum Kind, denken Sie an das Kind, und versuchen Sie, die Schmerzen anzunehmen. Wenn wir Atemübungen gemacht haben, hat sie erzählt, wie das Kind sich fühlt und was es jetzt macht. Das fand ich schön. Ich fühlte mich da aufgehoben. Sie konnte sich Hausgeburten gut vorstellen und hätte auch eine betreut, aber das kam für mich nie in Frage. Wenn irgend etwas passierte, dann wollte ich nicht erst 30 Kilometer weit fahren müssen.

Vor der Geburt habe ich mir die Klinik ausgesucht und den Kreißsaal angesehen. Aber eigentlich war mir egal, wie der aussieht, viel wichtiger war mir der Arzt. Ich wollte einen ganz bestimmten haben, und als Privatpatientin konnte ich ihn mir auch aussuchen. Das war ein Mann zum Dahinschmelzen, wirklich, ein ganz toller Mann. Der hatte auch noch so eine tiefe Stimme. Wenn dieser Arzt mit einer Frau redete, die furchtbar aufgeregt war, dann war sie danach ganz ruhig und mit sich und der Welt zufrieden. Das war wirklich ein ganz, ganz toller Typ, zu dem hatte ich Vertrauen. Ansonsten ließ ich alles auf mich zukommen und machte keine großen Pläne.

Zwei Tage nach dem errechneten Termin geht es dann bei mir los. Abends gegen halb sechs löst sich der Schleimpfropf vom Muttermund, und etwas Blutschmiere kommt heraus. Eine halbe Stunde später fangen die Wehen an. Das ist zuerst recht sanft. Ich laufe herum und gucke Fernsehen. Die Abstände sind so zehn bis zwölf Minuten. Die Wehen sind noch ganz erträglich, und ich brauche sie auch nicht unbedingt zu veratmen, aber ich will schon mal üben, für später. Nachts um halb eins fahren wir vorsichtshalber ins Krankenhaus, denn es ist mitten im Winter, und wir wissen nicht, wie lange wir auf den verschneiten Straßen brauchen werden. Um ein Uhr sind wir im Krankenhaus.

Der Muttermund ist erst eineinhalb Zentimeter offen, und ich werde zum Laufen auf den Gang geschickt. Da wird es dann auch etwas heftiger, so daß ich mich ab und zu am Tisch oder an der Wand abstützen muß. Ich darf dann auch schon bald in den Kreißsaal kommen, denn es gibt an diesem Abend außer mir nur noch eine Geburt.

Als nächstes gehe ich in die Badewanne. Aber ich finde das gar nicht so entspannend, wie viele sagen. Die Wehen werden im Wasser sehr heftig, und für mich ist das eher eine Tortur. Ich bleibe trotzdem eine Stunde drin, aber das bringt auch nicht viel, der Muttermund ist jetzt drei Zentimeter offen. Das Ganze zieht sich fürchterlich hin. Die erste Hebamme geht, die nächste kommt. Der Schichtwechsel stört mich nicht, ich mag die neue Hebamme. Mein Wunsch-Arzt hat auch tatsächlich Dienst und kommt alle paar Stunden vorbei.

Ich quäle mich die ganze Zeit mit den Wehen herum und habe das Gefühl, da tut sich überhaupt nichts. Ich finde, es könnte wirklich alles zackiger gehen. Die Hebamme sieht das genauso. Die Wehenabstände sind immer noch so bei fünf bis sieben Minuten, und weil sich alles so lange hinzieht, schlafe ich zwischendurch sogar ein. Um die Mittagszeit macht die Hebamme den Vorschlag, die Fruchtblase zu öffnen. Aber der Arzt, ein Verfechter der natürlichen Geburt, ist dagegen. Mir ist das recht, ich habe ja keine Ahnung.

Nach ungefähr 20 Stunden spiele ich mit dem Gedanken, mir eine PDA geben zu lassen, obwohl ich vorher keine Betäubung wollte, denn die würde mich auch noch nach der Geburt einschränken. Ich bekomme dann zuerst mal ein Mittel zur Muskelentkrampfung, zur Entspannung. Aber das bringt überhaupt nichts. Die homöopathischen Sachen von der Hebamme sind besser. Bei den Kügelchen, die sie mir immer mal wieder gibt, spüre ich nach zehn Minuten so richtig was, es hält nur nicht lange an. Aber irgendwie geht es trotzdem nicht vorwärts. »Jetzt reicht's, jetzt will ich etwas gemacht bekommen«, sage ich zu dem Arzt. Er untersucht mich noch einmal. »Aber bei acht Zentimeter offenem Muttermund«, sagt er, »mache ich nichts mehr.« Ich vegetiere also eine weitere Stunde so vor mich hin und schlafe zwischen den Wehen dauernd ein.

»Die Wehen müssen einfach heftiger sein, damit richtig was passiert«, sagt die Hebamme und fragt mich, ob sie nicht doch die Fruchtblase aufmachen soll, »es würde sich dann wirklich was tun«. Ich bin völlig fertig und stimme zu: »Ja, um Gottes Willen, machen Sie was.« Irgendwie weiß ich, wenn sie die Fruchtblase jetzt aufmacht, dann dauert das noch zwei Stunden.

Genauso ist es. Sie zieht einen Handschuh mit einem kleinen Dorn an und öffnet die Fruchtblase. Dem Arzt sagt sie später, es sei ein Mißgeschick gewesen, beim Untersuchen. Und dann geht es richtig zur Sache, wirklich richtig zur Sache. Ich merke, die Wehen werden ganz, ganz stark, und das Kind kommt runter und rutscht mir in das Becken. Ich habe bis dahin die ganze Zeit im Stehen verbracht, bin rumgelaufen und habe mich während der Wehe auf den Bettrand oder die Fensterbank gestützt. Es war für mich schon immer das Grauen schlechthin, wenn ich mich zum Untersuchen hinlegen mußte, und jetzt muß ich mich wieder auf dieses Bett legen und kann es da kaum aushalten.

Und dann rufen sie immer: »Hecheln, hecheln, aber nicht pressen.« Der Druck auf den Enddarm ist derart stark, daß ich fest davon überzeugt bin, auf natürliche Weise kommt dieses Kind nicht auf die Welt. »Das Kind kommt nicht durch die Scheide, das kommt durch den Po«, rufe ich. Für mich ist es jetzt das Aller-, Aller-, Allerschlimmste, das Kind mit diesem Druckgefühl im Becken zu spüren und nicht pressen zu dürfen. Aber irgendwann höre ich »Ja, in Gottes Namen, dann pressen Sie halt mit.« Und als ich mitpressen darf, wird es dann etwas besser.

Ich frage den Arzt wieder, ob er nicht noch irgendwas machen kann, daß es etwas erträglicher wird. Er setzt mir einen Pudendus-

Block. Im selben Moment kann ich die Preßwehen kaum noch spüren. Sie sind zwar noch da, aber nicht mehr so stark. Und immer wenn so eine leichte Welle kommt, presse ich. Das muß ich aber über den Kopf steuern. Den Dammschnitt spüre ich auch nicht. Die Betäubung ist schon eine große Erleichterung.

Obwohl ich anfangs diese starken Schmerzen hatte und jetzt die Betäubung, war ich nie irgendwie weggetreten. Ich nehme die ganze Geburt bewußt wahr, und auch kräftemäßig stehe ich das ganz gut durch. Ich finde es immer so witzig, wenn die Frauen im Fernsehen bei der Geburt so fürchterlich schwitzen – ich verliere keinen einzigen Tropfen Schweiß.

Aber gegen Ende denke ich nur noch eins: Laß das Kind endlich rauskommen. Die rufen immer: »Man sieht's schon!«, und »Noch mal pressen, noch mal pressen!« Ich presse und presse und presse, und irgendwann ist das Kind da. Den Kindsaustritt bemerke ich kaum, aber auf einmal sind alle Schmerzen weg. Das ist das Berauschendste in diesem Moment.

Das Baby schreit nicht, es meckert. Es wird ein bißchen saubergemacht und mir auf den Bauch gelegt. Das ist wirklich ein irrer Moment. Es ist gleich ein »du«, und es gehört gleich zu uns. Wirklich, ganz toll.

Ich lege Laura sofort an die Brust, und im ersten Moment, als sie ansaugt, denke ich, mir rollt es die Fußnägel hoch. Das ist so ein heftiges Gefühl, ich hätte nie gedacht, daß so ein kleines Kind so eine Kraft haben kann. Das ist auch eine irre Erfahrung. Später wird sie dann richtig saubergemacht und angezogen, und mein Mann bekommt sie auf den Arm.

Der Arzt kümmert sich währenddessen um die Plazenta, die will und will nicht rauskommen, da reißt er sie an der Nabelschnur mehr oder weniger raus. Das ist ein heftiger Ruck. Anschließend stehen alle ganz entrückt um diese Plazenta herum und gucken, ob alles dabei ist. Es sieht so aus, als würden sie darin herumgraben, das finde ich witzig. Ich will gern wissen, wie sie aussieht, und sie zeigen sie mir. Wie der Pansen von einer Kuh.

Der Arzt versorgt den Dammschnitt, es ist eine ziemlich große Naht, die mir anfangs etwas zu schaffen macht. Ich habe längere Zeit so ein Wundgefühl, aber ich kann gleich am ersten Tag schon wieder drauf sitzen, und da ist das auch nicht so schlimm.

Ich bin noch fast eine Woche im Krankenhaus geblieben. Ich wollte das so, denn beim ersten Kind war ich noch unsicher. Ich wußte zwar im Prinzip, wie man alles so macht, aber ich wußte eigentlich nicht, was da jetzt auf mich zukommt.

Nach vier Tagen hatte ich den Milcheinschuß, und ich bekam auch gleich einen Milchstau. An mir hingen riesige Brüste, so schwer wie Pflastersteine. Ich wollte stillen, unbedingt. Das war auch von Anfang an klar, denn ich wollte mein Kind optimal ernähren. Und jetzt war ich froh, daß mir im Krankenhaus dabei geholfen wurde. Zuerst bekam ich Alkoholwickel. Das sollte kühlen und so die Brüste zum Abschwellen bringen, aber sie wurden nur noch fester. Dann ging ich zum Abpumpen, da wurde in schmerzhaftester Weise die Brust massiert, damit die Milch zum Fließen kam, und dann bekam ich noch eine Abstilltablette, damit weniger Milch produziert wird. Das war alles nicht so angenehm, aber beim Stillen hatte ich keine Schmerzen.

Anfangs sind die Brustwarzen wund geworden, und da hat das Ansaugen sehr weh getan, aber das war nach drei, vier Tagen vorbei. Dann habe ich den Tip bekommen, dem Baby immer nur eine Brust zu geben und die andere auszustreichen. Das hat gut funktioniert. Das Kind wurde satt, und ich hatte keine Probleme mehr, das hat sich nach ein paar Wochen alles gut eingespielt.

Das Stillen hat mir auch Spaß gemacht, ich habe es immer als angenehm empfunden. Es war für mich so ein Moment der Ruhe, wo ich mich einfach mal zurücklehnen konnte, aus dem Fenster sehen oder auch einfach Fernsehen gucken. Ich wußte, das Essen ist immer in Ordnung, es ist immer dabei, es ist warm, und es ist genug da. Ich fand, das war eine tolle Lösung.

Aber dafür gab es ein anderes Problem. Gleich am ersten Tag, als wir zu Hause waren, fing Laura an zu schreien und wollte nicht mehr aufhören. Ich dachte, das kann doch nicht wahr sein, das Kind war doch im Krankenhaus so lieb, warum schreit es jetzt? Wir mußten uns ziemlich schnell damit abfinden, daß Laura ein Schreikind war. Jeden Abend, sobald die Sonne unterging, hat sie fünf Stunden am Stück geschrien, ohne daß sie irgendwas hatte. Tagsüber war sie sehr verträglich, hatte ihre festen Schlaf- und Wachphasen, aber abends, meistens gerade wenn mein Mann von der Arbeit nach Hause kam, ging es los.

Es gibt die Theorie, daß das so eine Art Reizüberflutung ist. Die Kinder nehmen den ganzen Tag über alles auf, und abends versuchen sie, das zu verarbeiten. Also haben wir das so hingenommen. Sie mußte eben den ganzen Abend herumgetragen werden, dann war sie ruhig. Ich habe manchmal gar nicht mehr gewußt, wie ich noch die Arme heben soll vom vielen Rumtragen. Ich habe dann auch auf dem Gymnastikball gesessen und sie hüpfend geschaukelt. So konnte ich wenigstens sitzen, und sie ist auch manchmal eingeschlafen. Aber sobald das Schaukeln aufhörte, fing sie wieder an zu schreien.

Nach drei Monaten war das vorbei. Heute frage ich mich, ob es richtig war, sie strikt nach Plan nur alle vier Stunden zu füttern. Vielleicht hatte sie Hunger. Ich weiß nicht, ob mehr Füttern vielleicht geholfen hätte, ich kann es auch nicht wiedergutmachen, ich habe sie halt schreien lassen.

Mein Mann hat sich arbeitsbedingt wenig um die Kinderpflege gekümmert. Damals habe ich die Ansicht vertreten, ich bin für das Kind da, das ist jetzt meine Arbeit, und er hat seine Arbeit. Ich habe die Kleine von Anfang an in ihrem eigenen Zimmer schlafen lassen, das war nur so drei Meter über den Gang, und wenn sie schrie, bin ich rübergegangen und habe sie gestillt.

Ich fand es schön, mit dem Kind zu Hause zu sein. Wir sind gut miteinander klargekommen, und es hat mir Spaß gemacht. Wir waren viel unterwegs, und ich kam mir nicht so angebunden vor. Ich habe auch meine Arbeit nicht sehr vermißt.

Das erste Kind war auf der Welt, da wußte ich schon, ich will noch ein zweites. Ich wollte immer zwei Kinder haben, am liebsten im Abstand von zwei Jahren. Laura war Ende Januar ein Jahr, und ich wollte gern so im Juni wieder schwanger werden. Mein Mann wollte noch ein halbes Jahr warten, weil er gerade in der Probezeit war und wir nicht wußten, wie sich das alles entwickelt. Aber ich blieb stur. Es war von Anfang an klar, daß wir zwei Kinder haben würden, und da spielte es auch keine Rolle, wie sich die Arbeit entwickelte. Ich hatte mir das jetzt in den Kopf gesetzt und ging ohne seine Zustimmung, aber mit seinem Wissen zum Spirale-Entfernen.

Er hat dann doch mitgemacht, und ich wurde wieder gleich schwanFger. Ich habe versucht, einen Jungen zu kriegen. Ich hatte so einen Babycomputer, und damit konnte man auch Geschlechtsplanung machen. Vielleicht war das ja nur ein Zufall, aber es hat geklappt.

Bei Moritz war ich am Anfang der Schwangerschaft auch wieder so geruchsempfindlich und hatte ständig Hunger, aber mir war nicht mehr schlecht. Dafür hatte ich unheimliche Kreislaufbeschwerden. Ich war ziemlich matt und antriebslos und habe immer nur gedacht, ich will nicht, ich mag nicht. Ich mußte schnell weinen, war wenig belastbar, und manchmal gingen mir auch die Nerven durch. Ich habe Laura öfter mal angeschrien, ihr einen Klaps gegeben. Ich fand es manchmal schwierig, das Kind und den Haushalt auf die Reihe zu kriegen mit meiner Antriebslosigkeit. Aber das war nur am Anfang so. Sonst war die zweite Schwangerschaft genauso unproblematisch wie die erste.

Diesmal wollte ich eine Fruchtwasseruntersuchung machen lassen, denn während der ersten Schwangerschaft hatte ich miterlebt, wie beim Baby eines Kollegen, dessen Frau auch schwanger war, bei der Fruchtwasseruntersuchung eine schwere Behinderung festgestellt wurde. Das hat mich damals wochenlang verunsichert. Bei der ersten Schwangerschaft hatte ich mir die Fruchtwasseranalyse von meinem Arzt ausreden lassen, aber diesmal bestand ich darauf. Meine neue Ärztin empfahl mir eine Klinik in der Nähe.

Zur Fruchtwasserentnahme mußte ich nur meinen Bauch frei machen. Zuerst wurde eine gründliche Ultraschalluntersuchung gemacht, dann hat der Arzt die Einstichstelle markiert. Als er in den Bauch stach, hat das etwas weh getan, und ich bin zusammengezuckt. Ich konnte auf dem Ultraschallmonitor genau sehen, wo die Spritze reingegangen ist. Als ich dann dachte, jetzt kommt gleich das Schlimmste, da sagte der Arzt: »Sie können jetzt aufstehen und sich wieder anziehen.« Da war es schon vorbei. In der großen Spritze habe ich das Fruchtwasser gesehen, eine klare Flüssigkeit.

Anschließend habe ich mich zwei Tage lang ziemlich geschont, habe die Kleine nicht mehr getragen und auch sonst nicht schwer gehoben, bin auch weniger rumgelaufen. Ich ließ einen Schnelltest machen, den ich selbst bezahlen mußte, aber so hatte ich schon am nächsten Tag ein vorläufiges Ergebnis: Es war ein Junge, und vorerst war alles normal.

Wir waren total happy, wir haben uns wirklich riesig gefreut. Kurz bevor wir für zwei Wochen nach Mallorca in Urlaub geflogen sind, wurde das erste Ergebnis bestätigt: ein Junge mit einem ganz normalen Chromosomensatz. Das war jetzt nicht mehr die große Erleichterung, denn ich hatte nicht damit gerechnet, daß da etwas ist, und es konnte ja noch immer alles mögliche passieren, auch bei der Geburt. Aber es war gut, das jetzt schon mal zu wissen.

Während der zweiten Schwangerschaft war ich viel ungeduldiger. Ich konnte es gar nicht erwarten zu spüren, wie das Baby in meinem Bauch strampelt. Das war diesmal schon am Anfang der 16. Woche. Und ich war ganz begierig darauf, meinen Sohn endlich in den Armen zu halten. Aber wenn schon ein Kind da ist, läuft die Schwangerschaft eher so nebenher. Ich wußte nie genau, in welcher Woche ich gerade war, und ich habe auch nicht mehr so viel darüber geredet. Außer in der Krabbelgruppe, denn da waren mehrere mit dem zweiten Kind schwanger. Das war auch sehr schön, wir haben gesagt, wir züchten unseren eigenen Nachwuchs, damit die Krabbelgruppe bestehen bleibt.

Im sechsten, siebten Monat ging es mir besonders gut, und da habe ich oft ganz beseelt davon geträumt, wie dieses Kind rauskommt und ich es auf den Bauch gelegt bekomme. Weil das beim ersten Kind ein derartiges Glücksgefühl war, habe ich es beim zweiten Kind ganz ungeduldig wieder herbeigesehnt. Das ist so wunderschön. Gegen Ende der Schwangerschaft, als der Bauch dann immer dicker wurde, war das dann nicht mehr so wichtig. Da wollte ich nur noch diese Schwerfälligkeit loswerden und mich wieder normal fühlen.

Aber Moritz wollte und wollte nicht kommen. Die Wehen begannen erst zehn Tage nach dem errechneten Termin. Ich bin fast wahnsinnig geworden. Ich habe gedacht, ich schaffe das nicht. Dann diese liebgemeinten Anrufe! Dauernd wollte jemand wissen, was denn nun los sei. »Wenn ihr noch einmal anruft, dann kündige ich euch die Freundschaft«, habe ich dann gesagt. Ich dachte, ich drehe gleich durch. Irgendwann meinte ich zu meinem Mann: »Das Kind kommt nicht mehr, wir finden uns damit ab. Ende. Aus.« Da hat er natürlich gelacht, aber mir ging's etwas besser.

Ich fing an, das ganze Haus zu putzen. Ich mußte mir irgendwie Luft machen, und ich dachte, vielleicht bringt das auch etwas in Gang. Es gab noch so ein paar andere Tips, die Hebamme aus dem Vorbereitungskurs hatte uns da was aufgeschrieben: zum Beispiel miteinander schlafen, weil die Samenflüssigkeit Wehen auslösen soll, oder die Brust und die Brustwarzen massieren. Zuerst habe ich gedacht, so ein Schmarrn und so ein Humbug, es muß doch auch so kommen. Aber dann stand ich kurz vor der Einleitung, und das wollte ich auch nicht.

Ich hatte gehört, daß die Wehen dann sehr heftig und schmerzhaft sind und die Geburt so schnell abläuft, daß man es selber kaum mitbekommt. Also ging ich nach oben ins Schlafzimmer und versuchte diese Brustwarzenmassage. Nach zehn Minuten hatte ich Wehen. Dann habe ich aufgehört, und die Wehen sind etwas schwächer geworden. Ich habe wieder weitergemacht, und dann ging es richtig los. Das war richtig klasse.

Ich gehe runter zu meinem Mann, und als ich sage: »So, wir können zusammenpacken, es geht los«, guckt der mich staunend an und kann es gar nicht glauben. Es ist so gegen halb zehn abends, mein Vetter kommt zu uns, um bei Laura zu bleiben.

Um kurz vor zwölf sind wir im Krankenhaus. Die Wehen sind da schon so heftig, daß ich erst mal auf dem Parkplatz eine Wehen-pause abwarten muß, bis wir zur Anmeldung gehen können. Der Muttermund ist schon fünf Zentimeter offen, und ich darf dablei-ben. Ich freue mich richtig. Für die Badewanne ist gar keine Zeit mehr, und ich kann gleich in den Kreißsaal. Ich hatte bis jetzt noch nicht so viele Wehen, aber diese sind sehr heftig. Ich habe das Gefühl, der Schmerz sitzt schon so tief, daß ich mit der Atmung kaum noch hinkomme.

Bei der zweiten Geburt bekomme ich auch keine Schmerzmittel mehr, und das ist ein gewaltiger Unterschied. Ich sitze die meiste Zeit auf einem Gymnastikball und halte mich an einem Seil fest, das von der Decke hängt. Es tut mir gut, so hin und her zu schau-keln.

So gegen halb zwei fragt mich die Hebamme wieder, ob sie die Fruchtblase aufmachen soll. Ich weiß, das Baby ist dann bald da, aber diesmal bin ich noch nicht soweit. Ich bin auf den Schmerz und all das, was danach kommt, noch nicht vorbereitet. Die Hebamme akzeptiert das so. Sie versucht, die Geburt mit Akupunk-tur voranzubringen. Die Nadeln sitzen im Knie und am Fuß. Wenn sie daran dreht, kribbelt es, aber sonst passiert nichts. Es ist halb drei. Als die Hebamme meint: »Wir können jetzt noch drei Stunden so weitermachen, oder wir öffnen doch die Fruchtblase«, bin ich einverstanden: »Ist in Ordnung, wir machen das jetzt.« Und dann geht es wieder so richtig zur Sache.

Ich merke, wie das Kind runterkommt, bekomme fürchterliche Rückenschmerzen und kann nicht mehr liegen. Ich stehe auf und laufe mit dem abfließenden Fruchtwasser herum. Während der nächsten Wehe will mich die Hebamme untersuchen, um zu sehen, wie weit das Kind schon runtergekommen ist. Das tut so weh, daß ich mich zur Seite beugen muß und dann nur noch flehen kann: »Bitte, tun Sie die Hand wieder raus.« Aber sie kann nicht. »Ich hänge fest«, ruft sie.

Diesmal darf ich schnell mitpressen, und das Hecheln bringt auch was. Das geht richtig gut. Der Kopf kommt ziemlich schnell runter, und die Hebamme und die Ärztin fangen an zu frotzeln: »Mein Gott, der hat ja so lange Haare, dem kann man Zöpfchen machen.« Sie nehmen meine Hand und legen sie an seinen Kopf. Ich spüre seine nassen Haare, das ist ein merkwürdiges Gefühl. Aber schön, total schön. Ich werde gefragt, ob sie einen Dammschnitt machen dürfen. Den Schnitt spüre ich nicht, nur daß es plötzlich richtig Platz gibt, und dann ist das Kind mit der nächsten Preßwehe draußen. Ich spüre, wie es durch die Scheide kommt.

Endlich liegt Moritz auf meinem Bauch. Mein Gott, bist du niedlich. Bist du schon da. Es ging so schnell mit dir. Es hat gerade mal fünf Stunden gedauert, und wenn ich gewollt hätte, wäre es noch schneller gegangen.

Dieses Kind sieht fast genauso aus wie das erste Kind, das ist sehr lustig.

Es war wirklich eine schöne Geburt. Genauso hatte ich mir das gewünscht, und so möchten Kinder vielleicht auch geboren werden. Es hat nicht lange gedauert, und ich war auch nicht so ausgepowert. Ich hatte ja beim ersten Mal keine Lust mehr, und es interessierte mich auch alles überhaupt nicht mehr. Da hatte ich zum Schluß nur noch gedacht, ich will hier endlich fertig werden.

Bei Moritz habe ich alles ganz intensiv mitgekriegt, auch die Schmerzveränderung und den Kindsaustritt. Das hatte ich bei Laura wegen der Betäubung gar nicht gespürt. Der Dammschnitt war diesmal viel kleiner, ich hatte überhaupt keine Probleme damit. Und mit dem Stillen hat es auch wieder gut geklappt. Ich konnte ihn gleich nach der Geburt anlegen, und er hat auch sofort getrunken. Der Milcheinschuß war zwar wieder ziemlich heftig, aber ich wußte ja schon, was ich tun muß, und so wurde es erst gar nicht so richtig schlimm.

Ein drittes Kind? Noch einmal schwanger sein? Nein, das möchte ich nicht, weil ich die Schwangerschaft zum Schluß doch sehr belastend fand. Und mein Mann möchte auch nicht mehr. Aber noch einmal ein Kind zur Welt bringen, noch einmal in den Kreißsaal gehen und gebären, für dieses Erlebnis würde ich das vielleicht doch noch einmal machen.

Ich kann mir nicht mehr vorstellen, ohne Kinder zu leben, auf keinen Fall. Ich habe jetzt diese beiden, und sie bedeuten mir alles. Manchmal frage ich mich, ob sie mir mehr bedeuten als mein Mann. Aber da habe ich noch keine Antwort gefunden. Mutterliebe, das ist etwas, das kennt man vorher nicht, das kann man sich auch nicht vorstellen. Das ist ein Gefühl, das vermitteln nur Kinder. Einfach zu sehen, da liegt dieses Kind im Bett und schläft und es ist deins, das ist überwältigend. Aus diesem Glücksgefühl, daß dieses Kind da ist, weinen zu können, das ist einfach toll.

Trotzdem, mir ist beim zweiten Kind klargeworden, daß ich vieles aufgegeben habe. Und dann diese Banalitäten, die ich jetzt täglich zu meinen Pflichten gemacht habe, das frißt mich auf, das macht mich fertig. Dieses Wäschewaschen, Wäschelegen, bügeln, putzen, Kinderpos saubermachen. Beim ersten Kind ist das noch nicht schlimm, aber jetzt beim zweiten, wo sich der Haushalt auch noch vergrößert, da denke ich, nein, das kann es nicht gewesen sein. Da kann ich auch Frauen verstehen, die sagen, ich möchte keine Kinder. Es gibt noch genug andere Dinge, für die es sich zu leben lohnt. Man kann auch ohne Kinder ein erfülltes Leben haben. Die Freiheit und die Besinnung auf die Zweisamkeit, auf die Partnerschaft, das ist auch wichtig, und damit kann man auch sehr zufrieden leben. Es muß nicht immer Familie sein. Soweit bin ich mit meiner Einsicht.

Wenn man immer nur für die Kinder da ist, leidet darunter am meisten die Partnerschaft. Es ist teilweise sehr schwierig für mich, noch auf meinen Mann einzugehen. Mir ist erst vor kurzem klargeworden, daß wir miteinander nicht mehr so liebevoll umgehen wie zu Anfang, kurz nach der Heirat. Es verliert sich da unheimlich viel.

Er hat seine Arbeit, und ich kümmere mich um die Kinder. Abends sind wir beide derart ausgepowert, daß wir füreinander keine Energie mehr haben. Kuscheln, Lieben, Beieinandersein, auch mal ernsthaft miteinander reden, das ist vielfach verlorengegangen.

Aber ich glaube, wenn einem das erst mal bewußt ist, dann kann man auch daran arbeiten. Ich kann Paare ganz gut verstehen, die sich in so einer Situation auseinanderleben, sich trennen. Mein Mann und ich, wir müssen jetzt beide versuchen, uns unsere Freiräume wieder zu erkämpfen und unsere Zweisamkeit wiederzufinden. Sicher ist, daß keiner ohne den anderen leben möchte.

Diese Schwangerschaft war ein Unfall. Anfangs wußten davon nur meine Freundin und der Vater des Kindes. Ich war nicht mit ihm zusammen, und er wollte eine Abtreibung. Ich hatte mich schon sehr früh für das Kind entschieden.

Als ich merkte, daß ich schwanger war, war ich gerade mit meiner Freundin in Holland zelten. Ich hätte da meine Periode bekommen sollen und hatte alles dafür eingepackt, aber da kam nichts. In der zweiten Woche, als wir da waren, mochte ich plötzlich keine Fritten mehr. Ich konnte sie nicht riechen, und mir wurde richtig schlecht, wenn ich nur welche sah. Es war ganz schlimm, ich bin fast verrückt geworden. Das war schon alles sehr komisch. Wir gingen den ganzen Tag spazieren und haben sehr viel übers Kinderkriegen diskutiert, aber auch über Abtreibung.

Als wir zurückkamen, ging ich gleich zu meiner Ärztin, und die hat im Ultraschall festgestellt, daß ich schwanger war. Das war eine Polin, und die fand das total klasse, hat sich unheimlich gefreut und mich gedrückt und geherzt. Ich hab das erst mal so hingenommen, und wir haben Termine für die Vorsorge gemacht.

Ich wußte nicht, ob ich mich jetzt freuen sollte oder nicht. Ich hatte zwar schon damit gerechnet, aber es war dann doch ein ziemlicher Schock, denn ich hatte mit Stefan, dem Vater des Kindes, nur eine Affäre. Stefan war 35 und hatte zu dieser Zeit auch eine Freundin, die ihn dann verlassen hat, als sie erfuhr, daß er Vater wurde.

Wir waren so etwa sechs Wochen lose befreundet, als es passierte. Daß wir zusammen schliefen, hat sich einfach so ergeben, das war keine Beziehung. Es war auch keine geplant oder irgendwie beabsichtigt, auch von mir nicht. Vielleicht hätte sich später mal was ergeben, aber ich war da sehr vorsichtig. Wenn man die Männer gleich so einengt, dann sind die ja sofort wieder weg. Ich hab mir gedacht, laß ihn mal lieber in Ruhe. Aber ich mochte ihn schon sehr, ich denke auch, daß von meiner Seite mehr kam als von ihm. Für ihn war das wahrscheinlich einfach nur so, na ja, hier kann ich mal, das ist ja ganz schön. Bei mir hatte das schon mehr mit Gefühlen zu tun.

Ich hab mir in dem Moment gedacht, Mensch, was machst du hier eigentlich, aber das verdrängt man dann wieder schnell. Für mich wurde das dann aber wirklich blöd. Daraus hab ich ganz bestimmt auch gelernt. So etwas mach' ich ganz sicher nicht noch mal. Ich hatte zwar die Pille genommen, aber ein paar Tage vorher hatte ich Magen-Darm-Probleme, und da hat die wohl nicht gewirkt. Diese Schwangerschaft war ein richtiger Unfall, da war überhaupt nichts geplant. Obwohl ich manchmal etwas gehässig dachte – wie man als Frau so denkt –, jetzt schwanger werden, das müßtest du ihm eigentlich antun, als Strafe. Aber absichtlich hätte ich so etwas nie gemacht.

Daß ich schwanger war, konnte ich Stefan erst sagen, als ich schon in der 11. Woche war, denn er war verreist. Er wollte, daß ich abtreibe, aber er hat auch gesagt, egal, wie ich mich entscheide, er würde zu mir halten. Er ist eigentlich ein Mensch, der mit beiden Beinen im Leben steht, weiß, was er will, und auch beruflich gut vorangekommen ist. Deshalb hab ich ihm das auch geglaubt und gedacht, dann wird das auch so sein. Ich dachte, wenn Stefan zu mir hält, er also für mich dasein wird, auch wenn das keine Beziehung ist, dann geht das ja. Das hat es mir leichter gemacht, mich für das Kind zu entscheiden.

Ich wollte auch gar nicht an eine Abtreibung denken, ich habe diese Möglichkeit von Anfang an verdrängt. Irgendwann mußte ich mich dann doch damit auseinandersetzten, aber eigentlich hab' ich das nur für ihn getan, um meinen guten Willen zu zeigen. Ich bin mit ihm zu einer Beratungsstelle gegangen, damit die ihn überzeugen, daß eine Abtreibung nicht gut ist. Statt dessen haben sie versucht, mich zu überzeugen, es zu machen! Sie haben gesagt, das ist nicht schlimm, da passiert nichts, das können Sie ruhig machen. Ich war überhaupt nicht entschlossen abzutreiben, aber er hat dann gleich einen Termin bei einem Abtreibungsarzt gemacht. Das war erst mal nur eine Voruntersuchung, und ich bin da hingegangen, um ihm entgegenzukommen. Ich dachte, da gehst du halt hin, läßt dich noch einmal beraten, und dann sagst du ihm, daß du eigentlich keine Abtreibung willst.

Dieser Arzt war ein sehr unfreundlicher Mensch, das war vielleicht auch ganz gut so. Ich hab' ihn gefragt, wie das denn ist, wenn ich noch mal ein Kind haben will, ich hätte da noch ein paar Fragen. Da hat der mich angeranzt, ich sei doch schon beraten worden, das bräuchte er doch jetzt nicht noch mal zu tun. Da bin ich aufgestanden und gegangen. Das war mir dann echt zu blöd. Stefan saß im Wartezimmer und bekam einen ziemlichen Schreck, als ich zu ihm sagte: »Komm, wir gehen.« Ich war froh, jetzt hatte ich endlich eine Entscheidung getroffen.

Ich bin nicht grundsätzlich gegen Abtreibung, ich gehe auch nicht in die Kirche, und ich habe mich zuerst erkundigt, ob das mit dem Kind für mich überhaupt zu schaffen ist, welche Zuschüsse ich bekommen würde. Und dann hab' ich auch mit meinen Eltern gesprochen. Das war schwierig, denn meine Schwester hatte gerade verkündet, daß sie schwanger war, und alle waren ganz aufgeregt. Als ich es dann gesagt habe, war erst mal Ruhe. Mein Vater hat sich einen Schnaps geholt, und dann wollten sie wissen, von wem. Das hab ich ihnen gesagt und auch, daß Stefan zu mir hält. Da war das dann auch kein Problem mehr, und sie waren erst mal beruhigt. Von Abtreibung hat keiner geredet, und sie haben sich dazu bereit erklärt, das Kind regelmäßig zu nehmen, damit ich halbtags arbeiten gehen kann.

Hätte ich jetzt Schulden gehabt, und der Vater von dem Kleinen wäre ein armer Schlucker gewesen und hätte für ihn nicht angemessen zahlen können, dann hätte ich mir das mit der Abtreibung bestimmt überlegt, denn dafür bin ich viel zu vernünftig. Aber so habe ich mir gedacht, es spricht eigentlich nichts dagegen, das Kind zu bekommen. Es gibt so viele Frauen, die leben alleine mit drei Kindern in irgendwelchen Hochhäusern, die kommen irgendwie zurecht, dann wirst du das ganz bestimmt auch schaffen.

Stefan hat gesagt, er will alles miterleben und überall dabeisein, aber er war beruflich so eingebunden, daß er dann doch nie konnte, wenn ich einen Arzttermin hatte. Ich mußte ihm immer alles genau erzählen. Er hat mich auch hin- und hergefahren, er hat sich schon sehr bemüht. Sonst war ich während der Schwangerschaft meistens alleine und hatte keinen Freund, aber da hat mir auch nichts gefehlt. Ich bin ein resoluter Mensch und brauche niemanden zum Anlehnen.

Eigentlich wußte ich mit kleinen Kindern nie etwas anzufangen. Ich bin absolut kein Muttertier. Das blieb auch bis zum Ende der Schwangerschaft so. Als ich das Baby meiner Schwester in meinen Armen hielt, stand ich nur völlig versteinert da und wußte nicht, was ich tun sollte. Trotzdem hat mich sehr interessiert, was da gerade in mir passierte. Ich hab' mir jede Menge Bücher zum Thema Schwangerschaft besorgt und mir alles ganz genau angeguckt, das fand ich alles schon ganz toll. Ich konnte zwar mit fremden Kindern nach wie vor nichts anfangen, auf meins hab' ich mich aber gefreut.

Die Schwangerschaft hab' ich als feindliche Übernahme erlebt. Ich hab' nicht die ganze Zeit dagesessen, meinen Bauch gestreichelt und gesagt: »Oh, wie toll.« Ich hab' mich oft auch eher geärgert über die ganzen Einschränkungen. Der Kleine hat mir während der Schwangerschaft nicht gerade viel Gutes getan. Ich hab' alles gehabt, was man so haben konnte. Von Übelkeit über fürchterliche Pickel im Gesicht, ganz schlimmes Sodbrennen und Wassereinlagerungen, und dann mußte ich auch noch fünf Monate liegen und deswegen meine Arbeit aufgeben.

Ich hatte einen ganz tollen Job, ich hab' im Einkauf gearbeitet, und das hat mir viel Spaß gemacht. Mein Chef wußte, daß ich schwanger war, die Kollegen noch nicht. Einmal ging ich abends um sieben zu einer Routineuntersuchung zu meiner Ärztin, und da sagte die: »Ich schreib' Sie jetzt erst mal zwei Wochen krank, weil sich der Muttermund etwas geöffnet hat, und da müssen Sie liegen.« Ich fand das überhaupt nicht witzig. »Hören Sie mal, ich hab' im Büro den ganzen Schreibtisch voll, das kann kein anderer machen, ich muß arbeiten gehen, und ich sitze da doch auch«, hab' ich gesagt. Das hat sie überhaupt nicht interessiert. »Haben Sie da auch einen Liegestuhl?«, fragte sie. »Nein, den hab' ich nicht.« »Sehen Sie, Sie müssen aber liegen und dürfen nicht sitzen.« Die Arbeit mußte natürlich gemacht werden, und so hab' ich dann diese Position im Einkauf leider verloren. Das war schon ganz schlimm für mich.

Ich war im fünften Monat und fand es fürchterlich, daß ich nicht mehr arbeiten durfte. Aber dann hab' ich mich daran gewöhnt. So ein Leben hast du bis zur Rente nicht mehr, hab' ich mir gesagt. Morgens aufstehen und keine Termine, gar nichts, das war schon auch schön. Ich glaube, ich schaffe es immer, die Dinge im nachhinein positiv zu sehen.

Damit der Muttermund zublieb, wurde mir im Krankenhaus ein Ring um den Muttermund gezogen. Das war sehr unangenehm. Da hat ein Arzt mit der ganzen Hand in mich hineingegriffen, sich den Muttermund über die Finger gestülpt und den Ring drübergezogen. Aber wenn man schwanger ist, gewöhnt man sich sowieso daran, daß jeder mal in einem herumwühlt. Irgendwann ist man dann wirklich jenseits von Gut und Böse. Von da an spürte ich immer einen unheimlichen Druck, und mir war das Laufen und Stehen sehr unangenehm. Da hab' ich mich dann sogar freiwillig hingelegt. Ich hatte auch Sorge um das Kind, ich dachte, wenn ich das jetzt verliere, das wäre fürchterlich.

In dieser Zeit, als ich liegen mußte, hat Stefan mir ein, zwei Mal in der Woche Filme aus der Videothek vorbeigebracht. Wir haben keine richtige Beziehung zueinander aufgenommen, aber er war ab und zu für mich da. Bis zum achten Monat. Plötzlich hat er sich von einem Tag auf den anderen nicht mehr gemeldet. Ich habe angerufen, und da hat er mich angebrüllt, er wolle nicht mit mir sprechen. Ich war völlig konsterniert. Ein paar Tage später habe ich noch mal angerufen, da hat er gebrüllt, ich soll ihn in Ruhe lassen.

Bis Timmy ein Jahr war, hab' ich kein Wort mehr mit ihm geredet. Er hat die Vaterschaft plötzlich abgestritten, ich weiß bis heute nicht, warum. Ich habe mit ihm darüber noch nicht sprechen können, aber ich möchte das bald mal tun. Ich weiß von Bekannten, daß zum gleichen Zeitpunkt, als er den Kontakt zu mir abbrach, eine neue Freundin bei ihm auftauchte, die er jetzt auch noch hat. Vielleicht wollte er ihr das mit dem Kind nicht sagen. Ich weiß es nicht. Ich habe das auch nie richtig verstanden, weil er sich anfangs doch sehr gekümmert hat und gesagt hat, er freue sich jetzt auch. Und dann auf einmal das.

Gegen Ende der Schwangerschaft war ich tagsüber oft bei meinen Eltern, und es gab einen alten Freund, der öfter mal nach mir gesehen hat. Der war zum Glück immer da, wenn ich jemanden brauchte. Den hab' ich am Telefon stundenlang vollgeheult, und mit dem konnte ich reden. Es war schon gut, daß es den gab. Ich weiß nicht, wie ich das sonst so ganz allein durchgestanden hätte.

Den Geburtsvorbereitungskurs habe ich mit meiner Schwester zusammen gemacht. Das war sehr schön, und wir hatten viel Spaß. Ab da hatte ich auch keine Angst mehr vor der Geburt. Im Kurs waren zwei Schwangere, die hatten schon ein Kind, und die sagten, das sei eigentlich gar nicht so schlimm. Wahrscheinlich hatten die ganz gute Erfahrungen gemacht. Die Hebamme war sehr nett und noch sehr jung. Sie sagte, das sei einfach ein Riesendruck. Dann kann das ja alles gar nicht so schlimm sein, hab' ich gedacht. Und dann hatte ich noch drei Freundinnen, die hatten auch gerade Kinder bekommen, und das war auch nicht so schlimm gewesen. Außerdem bin ich von Natur aus optimistisch.

Ich habe mich sehr dafür interessiert, was man so alles bei der Geburt machen kann, aber ich konnte mir auch gut vorstellen, daß, wenn dann die Wehen kommen, man einfach nur dalliegen möchte und sonst gar nichts.

Zur Geburt habe ich meine Mutter mitgenommen. Das ist ja schon ein großes Erlebnis, da wollte ich nicht so ganz allein sein.

Sechs Wochen vor dem Geburtstermin wurde der Ring vom Muttermund entfernt. Und dann, bei den letzten Voruntersuchungen, gefielen meiner Ärztin die Herztöne vom Kind nie. Zweimal hat sie mich mit gepackter Tasche ins Krankenhaus geschickt. Dort wurde ein Belastungs-CTG gemacht. Dabei werden ganz leichte Wehen simuliert, und dann guckt man, wie das Kind das verträgt. Im Krankenhaus war das immer einwandfrei, bei der Ärztin aber wieder nicht, und so haben die mich hin- und hergeschickt.

Als ich das dritte Mal ins Krankenhaus kam, war ich auch schon eine Woche über Termin, und der Arzt sagte, ich solle jetzt über Nacht dableiben, und am nächsten Morgen würden sie die Geburt einleiten. Vor der Einleitung hatte ich etwas Angst, weil ich gehört hatte, daß eingeleitete Geburten sehr schmerzhaft sind. Aber ich hatte auch großes Vertrauen zu mir und den Ärzten, ich hab' gedacht, das wird schon alles nicht so schlimm sein. Ich wollte auch eine PDA haben, das war für mich von Anfang an klar, ich wollte da erst gar keine Experimente. Ich hab' das aber auch etwas verdrängt, was da so alles sein kann.

Während der Nacht sollte noch ein Langzeit-Belastungs-CTG geschrieben werden. Ich lag da also abends im Zimmer, noch nicht im Kreißsaal, und da spürte ich die künstlichen Wehen doch sehr stark. Ich war ganz alleine da. So um neun Uhr machte es auf einmal »plitsch«, und ich war vollkommen naß, da war die Fruchtblase geplatzt. Ich hab' die Hebamme gerufen, die war schon ziemlich alt, so über sechzig, grauhaarig und ganz lieb. Sie hat in die Hände geklatscht und sich unheimlich gefreut, daß mir die Fruchtblase geplatzt ist. Ich wurde untersucht, aber jetzt ging der Muttermund nicht auf. Mittlerweile habe ich vor Schmerz schon mal gegen das Bett getreten.

Die nächste Hebamme hat mir eine Spritze mit einem Schmerzmittel gegeben und gesagt, ich soll auf dem Flur ein bißchen auf und ab gehen. Das hab ich auch gemacht, aber da wurde mir kotzübel und ganz schwindelig. Sie kam angeflitzt und hat mich wieder ins Bett gehievt. Nach einem Reaktionstest haben die sich dann ziemliche Sorgen gemacht, denn offensichtlich habe ich auf die Spritze mit einem Schock reagiert.

Ich wollte, daß sie jetzt endlich meine Mutter anrufen, aber die Hebamme meinte, es sei noch viel zu früh, da passierte doch noch gar nichts. Ich hatte aber schon ziemliche Schmerzen und war langsam richtig sauer.

So gegen Mitternacht hab' ich mitgekriegt, wie in der Kabine nebenan, gleich hinter einer Falttür, ein Kind geboren wurde. Das war sehr schön und auch sehr lustig. Ich hörte, wie es an der Tür klingelte, da kam die Frau mit ihrem Mann und sagte, »Ich kriege gerade mein Kind, die Wehen kommen jetzt alle drei Minuten, es ist das vierte.« Sie sollte sich auf das Kreißbett legen, und dann ging das auch sofort los. Die Frau hat so richtig schön gestöhnt, und der Mann hat richtig schön mitgemacht, mitgeatmet und mitgehechelt. Das fand ich so witzig. Nach einer Viertelstunde war das Kind da. Da hab' ich nur noch gestaunt. Ich liege da stundenlang und quäle mich, und die kommt hier an, bringt mal eben ihr Kind zur Welt und fährt wieder nach Hause. Das gibt's doch gar nicht. Ich war wirklich baff.

So langsam ging es dann aber auch bei mir richtig los. Ich habe während der Wehen die meiste Zeit gelegen, meistens auf der Seite. Ich hatte mich irgendwie aufgegeben. Jetzt im nachhinein ärgere ich mich sehr darüber. Ich habe kein bißchen gekämpft, ich habe überhaupt nicht mitgemacht, ich hatte mich einfach nur aufgegeben. Ich sterbe jetzt sowieso, hab' ich gedacht. Mein Kreislauf hat auch versagt, ich hab' kaum noch geatmet und bekam dann eine Sauerstoffmaske. Ich bin dauernd weggekippt und eingeschlafen. Während der Geburt war ich völlig benebelt. Ich habe zwar alles gesehen und kann mich auch erinnern, aber so ganz bewußt war das alles nicht. Zum Glück hatte ich keine Schmerzen. Wenn ich andere so höre, möchte ich das wirklich nicht erleben.

Meine Mutter war endlich da, und ich bekam meine PDA. Ich mußte mich hinsetzen und den Kopf und alles hängen lassen. Als die Kanüle gesetzt wurde, hat der Anästhesist wohl irgendwie einen Nerv getroffen, denn plötzlich zuckte mein Bein hoch. Ich soll still sitzenbleiben, ranzte der mich an, dabei war das seine Spritze und nicht ich. Der Schlauch wurde mir über die Schulter gelegt, und ich konnte mir die PDA selbst nachspritzen. Von den Wehen hab' ich dann bald nichts mehr gespürt und bin erst mal eingeschlafen. Nach einer Stunde gingen die Wehen wieder los.

Als dem Kleinen Blut am Kopf abgenommen werden sollte, um zu sehen, wie es ihm geht, war der Muttermund ganz auf, und es ging richtig zur Sache. Plötzlich verschwanden die Herztöne. Meine Mutter wurde rausgeschickt, ich bekam die Sauerstoffmaske über die Nase, und die haben mich angebrüllt, ich soll jetzt atmen. Das brauchte ich, daß die mich jetzt so anschrie, denn ich hatte mich total aufgegeben. Ich hatte keine Schmerzen, aber ich fühlte mich absolut mies. Und ab da hab' ich mich zusammengerissen, hab' geatmet und nur noch gedacht: »Holt den da raus. Holt das Kind da raus.« Die hätten mich von oben bis unten aufschneiden können, das wäre mir egal gewesen, Hauptsache, der kam jetzt heil da raus.

Es wurde schon von Kaiserschnitt geredet, aber weil der Muttermund ganz offen war, rannten die los, holten die Saugglocke und haben sie angesetzt. Dann hörte ich immer nur: »Pressen Sie jetzt, pressen Sie jetzt«, aber das ging mit der PDA nicht. Ich hatte gar kein Gefühl. Ich hab' die Luft angehalten, aber ich konnte nicht pressen, ich konnte einfach nichts machen. Immer wenn das CTG eine Preßwehe zeigte, haben die das Kind dann mit den Ellenbogen runtergeschoben und gleichzeitig an der Glocke gezogen. Vier oder fünf Mal haben die das gemacht, das hat auch alles nicht weh getan. Irgendwann merkte ich nur so ein »flutsch«, und da war er draußen. Sie haben ihn mir gleich auf den Bauch gelegt.

Ich sah zuerst seine Hand. Das war witzig, denn ich habe so einen krummen Daumen, und er hatte ihn auch. Meine Mutter sah das auch: »Guck mal, das darf ja wohl nicht wahr sein.« Als Timmy so auf meinem Bauch lag, war das schon schön. Aber ich konnte ihn nie richtig sehen. Zuerst war er in ein Handtuch gewickelt, dann wurde er gemessen und gewogen, dann kam er ins Wärmebettchen, das hat mich ganz jeck gemacht. Ich wollte ihn bei mir haben. Er war ganz in Ordnung, und mir wurde gesagt, daß der berechnete Termin wohl falsch war, denn er wurde genau zeitgemäß geboren und war nicht übertragen.

Wegen der Glocke war ich geschnitten worden und mußte jetzt genäht werden. Das hat nicht weh getan, aber es fühlte sich an, als würde ich komplett zugenäht. Erst etwa eine Stunde später hab' ich ihn dann endlich gekriegt. Da waren sie dann mit mir fertig, und ich wurde aus dem Kreißsaal hinausgeschoben.

Ich hab Timmy ganz lange im Arm gehalten und wollte ihn auch nicht mehr weggeben. Ich war total verliebt. Er war so süß und so lieb. Ich wußte zwar nicht, was da auf mich zukommt, aber ich hatte schon damit gerechnet, daß es sehr, sehr schön sein würde. Und so war es jetzt auch.

Die vierte Schichthebamme hat ihn mir an die Brust gelegt. Der Kleine machte natürlich sofort »schnapp, schnapp, schnapp«, und da hab' ich ihr fast die Hand weggeschlagen, weil das so furchtbar weh getan hat. Das ist ja vielleicht ein Gefühl, wenn man das nicht kennt, ich hab' gedacht, das kann doch nicht wahr sein. Stillen fand ich die ersten Tage ganz, ganz fürchterlich. Ich habe mich so davor gegraut, und es war dann auch alles ganz entzündet, aber ich hab' trotzdem weitergemacht. Nachher ging's dann auch. Ich war aber nie so richtig begeistert. Ich war nie eine von den Müttern, die da sitzen und sagen: »Ach, ist das schön, ich kann mein Kind ernähren.« Ich hab das nur aus der Überzeugung gemacht, daß das sehr gesund ist.

Nach einer Woche konnte ich nach Hause. Der Schnitt hat mir noch eine ganze Weile Probleme bereitet. Ich hab' mir einen Spiegel genommen und mal geguckt, und da sah ich dann so eine Spalte, wo die Naht wieder gelöst worden war, weil das gedrückt hatte. Das war so ein Schock, das hätte ich besser nicht gemacht. Die

Hebamme sagte, das sei normal, das würde zusammenwachsen. Ich habe drei Wochen auf einem Adventskranz gesessen, und nach sechs, sieben Wochen ist es dann auch zusammengewachsen, und heute ist wieder alles in Ordnung.

Die ersten drei Wochen war ich mit dem Kleinen bei meinen Eltern. Es war für mich sehr schön, daß ich mich da die ganze Zeit mit ihm beschäftigen konnte und mich um nichts kümmern mußte. Ich wollte auch möglichst keinen Besuch haben. Das hat mich im Krankenhaus schon genervt, als da alle ankamen. Ich mache das schon gerne, aber das war einfach zuviel. Ich mußte richtige Termine vergeben, das fand ich ganz fürchterlich. Ich wollte viel mehr Zeit für mich und Timmy haben. Und bei meinen Eltern hatte ich dann endlich Ruhe.

Obwohl ich mit Kindern nichts anfangen konnte, hatte ich überhaupt keine Angst, mit Timmy alleine zu sein. Ich bin da mit meiner Intuition rangegangen, das war bis jetzt wohl auch richtig, denn ich habe mit dem Kleinen überhaupt keine Probleme. Auch nachts war das überhaupt nicht stressig mit ihm. Anfangs hab' ich ihn mit in mein Bett genommen, so habe ich sofort gemerkt, wenn er wach wurde. Dann hab ich ihn gestillt, und beim Stillen ist er gleich wieder eingeschlafen. Ich hab' ihn ein bißchen auf die Seite geschoben und bin auch gleich wieder eingeschlafen. Das war überhaupt kein Problem für mich. Nach sechs Wochen hat er dann nachts sechs Stunden durchgeschlafen.

Ab dem vierten Monat hab ich Fläschchen zugefüttert, denn ich mußte wieder arbeiten, und Abpumpen war mir zu stressig. Nach sechs Monaten hab' ich ganz abgestillt.

Für mich war das nie ein Problem, ohne Mann zu sein. Ich empfinde das als Vorteil, daß sich bei mir keiner einmischt, ich alles alleine entscheide und ich mir alles selbst einteilen kann. Das ist alles viel entspannter. Wenn meine Freundinnen mir so erzählten, wie das bei ihnen ablief, hatte ich manchmal das Gefühl, ihre Männer machen ihnen mehr Arbeit als die Kinder. Da will der Mann einen Kaffee haben oder abends warmes Essen, und die müssen den ganzen Haushalt auch noch für ihren Mann mitmachen. So etwas hab' ich ja alles nicht. Ich brauche mich nur um Timmy und mich zu kümmern. Ich glaube, das ist auch eine große Erleichterung.

Gut, wenn man einen Mann hat, der von der Arbeit kommt und sich dann auch mal um das Kind kümmert oder im Haushalt hilft, dann ist das etwas anderes, dann kann das ja auch ganz schön sein. Aber ich glaube, das gibt es nicht so oft.

Über Timmys Vater konnte ich in den ersten Wochen und Monaten überhaupt nicht reden, dann hab' ich sofort geheult. Auch auf dem Jugendamt. Ich mußte ja den Unterhaltsvorschuß beantragen, und da fragen die dann ganz sachlich: »Wie heißt der Vater, und was macht er?« Ich fing an zu erzählen, und da konnte die Frau direkt erst mal eine Packung Taschentücher rausholen. Ich war so enttäuscht, es tat mir einfach weh, so im Stich gelassen zu werden. Stefan wußte noch nicht einmal, ob sein Kind ein Mädchen ist oder ein Junge, er hat mich nie angerufen. Es hat mir sehr leid getan, daß er sich so gar nicht für Timmy interessierte. Ich habe sehr lange gebraucht, um das zu verdauen.

Das Jugendamt hat dann in Timmys Namen die Vaterschaftsklage eingereicht. Wenn es mir finanziell möglich gewesen wäre, hätte ich ihn gar nicht als Vater angegeben und ihn einfach ziehen lassen. Ich hätte Timmy nur irgendwann gesagt, wer sein Vater ist, und dann hätte er sich mit Timmy auseinandersetzen müssen. Aber das konnte ich mir einfach nicht leisten.

Bei Gericht mußte ich neben Stefan sitzen. Das war mir sehr unangenehm. Er behauptete, er hätte Zeugen dafür, daß ich mal gesagt hätte, ich wollte unbedingt ein Kind, egal von wem. Aber die Frau vom Jugendamt meinte, solche Beschuldigungen seien typisch, er hätte keine Chance damit.

Als Timmy neun Monate alt war, hat das Jugendamt einen Vaterschaftstest veranlaßt. Das Ergebnis war, daß Stefan zu 99,9 Prozent der Vater ist.

Als ihm von der Staatsanwaltschaft das Ergebnis mitgeteilt wurde, kam er plötzlich an und sagte: »Der Timmy hat doch morgen

Geburtstag, ich würde ihm gerne was schenken.« Ich bin fast in Ohnmacht gefallen. Seitdem haben wir wieder Kontakt, und er nimmt ihn einmal die Woche, auch seine Eltern. Ich hätte ihm aufgrund der Vorgeschichte das Besuchsrecht auch erst mal verweigern können, aber er hat sich ja dann doch kooperativ gezeigt, und da finde ich es so in Ordnung. Er zahlt für Timmy auch mehr, als er soll, er zahlt seinen Unterhalt, und dann hat er für ihn noch einen Ausbildungssparvertrag gemacht, den Timmy ausgezahlt bekommt, wenn er 18 ist.

Inzwischen mischen sich Stefans Eltern sogar mehr ein, als mir recht ist. Das machen Großeltern zwar fast immer, deswegen geb' ich da nicht soviel darum, aber langsam wird mir das zuviel. Da ist ihnen unsere Salbe gegen Mückenstiche nicht gut genug, da sind die Schuhe zu klein, und überhaupt ist nichts gut, was ich für das Kind tue. Sie haben auch schon einen Kindergarten und eine Schule ausgesucht. Sie sprechen mir jegliche Kompetenz ab, und das ärgert mich sehr, denn ich bin ein Jahr lang auch ganz gut ohne ihre Hilfe zurechtgekommen.

Aber sonst ist das im Moment sehr schön und friedlich. Stefan kümmert sich sehr, und seine Eltern kümmern sich auch sehr, das ist schon gut.

Ich bin direkt nach dem Mutterschutz wieder arbeiten gegangen. Meine alte Arbeit konnte ich nicht behalten, denn jetzt arbeite ich nur noch halbtags, und da hat mir mein Chef eine Stelle in der Buchhaltung angeboten. Das ist nicht mehr so interessant, aber das ist schon in Ordnung. Dort arbeiten überwiegend nette ältere Damen, die sind auch alle sehr an Timmy interessiert, und ich muß immer Fotos mitbringen. Wenn ich arbeite, ist Timmy bei meinen Eltern, und in letzter Zeit auch ein oder zwei Tage bei den Eltern seines Vaters. So haben meine Eltern auch wieder ein bißchen mehr Ruhe.

Ich brauche meine Arbeit. Ich brauche andere Leute, ich will auch mal an etwas anderes denken. Ich glaube, es ist gut, wenn man einen halben Tag mal vom Kind wegkommt. Ich kann mir das gar nicht anders vorstellen.

Daß ich meine Position im Einkauf, die auch für die Karriere sehr gut gewesen wäre, für Timmy aufgeben mußte, mache ich ihm nicht zum Vorwurf. Damals war ich Abteilungsleiterin, jetzt bin ich nichts Besonderes mehr. Ich mache meine Arbeit, und am Monatsende hab ich mein Geld auf dem Konto. Das ist alles. Das Thema Karriere hat sich erledigt. Aber wer weiß, wofür das gut war, denn es hat sich inzwischen ergeben, daß ich für einen Verlag Buchrezensionen mache, und jetzt auch schon ab und zu einen größeren Artikel schreibe. Das macht mir großen Spaß und das will ich auf jeden Fall weitermachen. Auch wenn ich bald kein Erziehungsgeld mehr bekomme, möchte ich nur halbtags arbeiten. Denn das Kind nur abends ins Bett bringen und morgens wieder rausholen, das finde ich einfach zu wenig.

Das Kind hat mein Leben schon sehr verändert. Es ist ein anderes Leben, aber es ist auch viel schöner. Ich bin viel ruhiger geworden. Ich stand durch meine Arbeit immer sehr unter Streß, war nie vor acht Uhr zu Hause, hatte nie Zeit, mein Pferd zu reiten. Jetzt arbeite ich bis eins, dann mache ich was mit dem Kleinen, danach fahren wir zu den Pferden. Abends bin ich jetzt auch immer zu Hause, aber es macht mir nichts aus, daß ich nicht weg kann. Ich bin sowieso nie viel ausgegangen, und wenn, dann kann der Kleine auch mal zu meinen Eltern.

Seit ein paar Monaten habe ich wieder einen Freund. Der ist so, wie bisher keiner war. Es paßt alles zusammen, es ist ganz toll. Er hilft mir auch mit dem Kleinen und im Haushalt, und er kümmert sich um mich und meinen Kram. Das ist schon schön, daß sich jemand so um mich kümmert, mir etwas abnimmt, das kannte ich bisher nicht. Es ist jetzt noch zu früh, um zu sagen, was daraus mal wird, aber wir haben schon darüber gesprochen, zusammenzuziehen und als Familie zu leben. Er möchte Timmy am liebsten adoptieren. Aber ich finde es wichtig, daß der Kontakt zu Timmys Vater und dessen Familie bestehen bleibt. Wenn das so läuft wie im Moment, dann ist das wirklich gut.

Die Leute sagen immer, sie finden es mutig, eine Hausgeburt zu machen. Ich finde es mutig, zum Gebären ins Krankenhaus zu gehen.

Als ich Anfang der 90er Jahre meine Ausbildung zur Krankenschwester machte, habe ich in einem ganz fürchterlichen Kreißsaal in Potsdam gearbeitet und dort zum ersten Mal eine Geburt gesehen. Das war völlig auf ein medizinisches Ereignis reduziert, und ich fand es ganz schrecklich.

Aber der Vater hat zu dem Baby gesagt: »Das ist hier alles kalt und hell, die Leute sind alle doof, aber das wird alles besser. Mach dir keine Sorgen, Karl«, so hieß das Baby, »ich hol dich hier raus.« Das hat mir gefallen. Wenn man einen Mann hat, der so eine Einstellung hat, braucht man erst gar nicht ins Krankenhaus zu gehen, habe ich gedacht. Ich war schon immer »baby-nah« und habe nach diesem abschreckenden Erlebnis entschieden: Wenn ich schwanger bin und alles läuft gut, dann gehe ich nicht in ein Krankenhaus.

Bei der Führung durch die Neugeborenenstation haben sie uns auch gezeigt, was da so alles als Prophylaxe bei den Neugeborenen gemacht wird, daß die zum Beispiel Silbernitratlösung in die Augen bekommen. Wir haben uns das auch an die Augen gemacht, und das hat ziemlich weh getan. Wie kann man einem Kind, das gerade auf die Welt gekommen ist, nur auf den Verdacht hin, daß die Mutter vielleicht einen Tripper hat und das Kind blind werden könnte, so etwas geben? Wenn man monogam gelebt hat, dann ist man auch selbstverantwortlich genug zu sagen, ich habe diesen Erreger nicht, mein Kind wird nicht blind. Und ich habe da schon entschieden, das wird mein Kind nicht bekommen.

Ich wollte auch nicht dieser Willkür ausgeliefert sein. Wenn mal etwas stockt bei der Geburt, versucht im Krankenhaus meistens keiner, auch nur zu fragen, woran es liegen kann, wie man mit der Frau arbeiten kann, daß es jetzt weitergeht. Dafür steht dann da ein Assistenzarzt, der sich hinter ihrem Rücken schon die Hände reibt, denn er braucht noch drei Kaiserschnitte und zwei Zangengeburten, um eine eigene Praxis aufmachen zu können, und das ist jetzt seine Chance. Er wartet noch eine halbe Stunde, dann sagt er zu der Frau: »Das ist ja jetzt sehr schmerzhaft für Sie, und so was kann ja noch Stunden dauern. Sollen wir da nicht lieber einen Kaiserschnitt machen?« Das ist in vielen großen Kliniken auch im Jahr 2000 noch an der Tagesordnung. Das ist ja auch logisch, keiner würde da alternative Methoden anwenden: In großen Krankenhäusern wartet ein Haufen junger Ärzte darauf, sich endlich niederlassen zu können, und sie haben nur begrenzte Zeit, die vorgeschriebene Anzahl Eingriffe zu absolvieren.

Die Frauen kennen diesen Hintergrund nicht. Wenn ich mich als Krankenschwester hinterher mit ihnen unterhalte, dann sagen sie: »Das war schon gut, daß ich in der Klinik war, denn bei mir mußte ja dieser oder jener Eingriff vorgenommen werden.« Eine Frau, die in den Kreißsaal kommt, wird automatisch zur Patientin. Die Schwangeren werden zu Kranken gemacht, und viele nehmen das auch so an. Mir geht diese Medizinhörigkeit ganz schön auf die Nerven.

Wie das alles geht, mit Schwangerschaft und Geburt und was man so machen kann, das läßt sich alles in Bibliotheken nachlesen. Das habe ich auch gemacht. Ich finde, die Frauen sollten mehr Eigenverantwortung haben und sich auch mal selbst um so etwas kümmern. Sie sollten sich nicht nur einfach im Krankenhaus abgeben. Es ist ja auch kein Wunder, wenn die mit dieser Einstellung dann Angst vor den Schmerzen haben.

Wenn man sich aber bewußt macht: Ich bin gesund, das Kind ist gesund, und diese Schmerzen sind auch etwas Gesundes – denn das ist ja ein anderer Schmerz als bei einer Krankheit –, dann hilft das den meisten auch, mit den Schmerzen besser umzugehen. Statt dessen interessieren sich viele Frauen vor allem für die Frage: Welche Schmerzmittel werden angeboten? Es gibt sicher auch schwierige Geburten, wo so etwas als letzter Ausweg sinnvoll ist. Aber ich finde, daß Schmerzmittel aufgrund mangelnder Alternativen viel zu oft und viel zu leichtfertig angeboten werden.

Ich hatte auch Angst davor, bei einer Krankenhausgeburt dem medizinischen Personal ausgeliefert zu sein und vor Schmerzen gar nicht mehr durchsetzen zu können, was ich will, oder auch, daß Toralf, mein Mann, erst noch verhandeln muß, daß wir irgend etwas nicht wollen. Natürlich bin ich der Meinung, daß zu einer Geburt eine absolute Fachkraft gehört. Ich habe mir drei, vier Hebammen genau angeguckt, und dann die ausgesucht der ich sehr vertraut habe, die ich fachlich sehr versiert fand und die zu mir paßte. Und wenn dann meine Hebamme, der ich vertraue, sagt, daß medizinische Hilfe notwendig ist und wir in die Klinik müssen, dann kann ich die Hilfe dort auch annehmen, denn dann weiß ich, daß wir vorher alles versucht haben.

Als ich schwanger wurde, war ich mit Toralf vier Jahre zusammen, davon drei Jahre verheiratet. Wir hatten eine schlimme Ehekrise hinter uns, und nach einer Therapie ging es uns gut miteinander, es wurde sogar immer besser. Wir hatten einen Hund, der war für uns ein bißchen Kindersatz. Doch der Wunsch, ein Kind zu haben, wurde bei mir immer stärker. Mein Mann hat gesagt: »Laß uns noch ein Jahr warten.« Ich habe gesagt: »Gut, aber ich nehme die Pille nicht mehr. Da mußt du dich um die Verhütung kümmern.« Ich habe schon mal mit dem Rauchen aufgehört.

Wir gingen in diesen »Kondomi« Laden und haben uns eine Familienpackung Kondome gekauft. Aber mir war klar, daß er auf Kondome keine Lust hat und daß es bestimmt nicht lange dauert, bis ich schwanger bin. Ich habe ihn auch immer gewarnt: »Toralf, du weißt, wenn du noch ein Jahr warten willst, dann mußt du jetzt ein Kondom nehmen.« – »Ach, nö«, war meistens die Antwort. Nach drei Mal ohne Verhüten habe ich einen Test gemacht, ich wollte unbedingt schwanger sein, aber da war noch nichts.

Ein paar Wochen später, Ende November, wollten wir für vier Wochen nach Sri Lanka fliegen, das war unsere ewig verschobene Hochzeitsreise. Eine Woche vorher war mir schlecht und irgendwie komisch, und die Brust hat weh getan. Meine Freundin hat gesagt: »Du bist schwanger.« Ich hatte nicht das Gefühl, bin aber vorsichtshalber vor der Reise zur Ärztin gegangen. Wir konnten es schon im Ultraschall sehen. Ich habe mich so gefreut, ich mußte mir die ganze Zeit das Heulen verkneifen. Den ganzen Weg im Auto liefen mir dann die Tränen runter, so habe ich mich gefreut.

Zu Hause hat Toralf gerade fest geschlafen, und ich wollte ihn nicht wecken – da habe ich als erstes meine Mutter angerufen. Die kam vom Klo ans Telefon gestürzt und meinte: »Ach, jetzt habe ich mit runtergelassenen Hosen von meinem ersten Enkel erfahren.« Das war total süß. Und dann habe ich alle unsere Freunde angerufen, die waren auch alle total begeistert, wie ich.

Eigentlich wollten wir das Kind im Urlaub machen. Wir dachten, da haben wir viel Zeit und sind schön entspannt, dabei ist Emil schon mitgeflogen. Der Urlaub wurde ziemlich anstrengend. Mir war öfter mal übel, aber ich mußte nie brechen. Ich hatte die ganze Zeit Appetit auf Pellkartoffeln mit Quark, das war in Asien etwas schwierig, und manchmal hat das Essen für mich gestunken, als ob Hühnerkacke auf dem Tisch steht. Ich konnte keine langen Bus- oder Autotouren machen, und manche Unterkünfte waren ziemlich eklig, mit großen Kakerlaken. Aber gut war, daß ich nicht mehr schwer tragen durfte und Toralf das ganze Gepäck schleppen mußte. Abends war ich immer sehr früh unheimlich müde und mußte viel schlafen. Alles in allem konnte ich den Urlaub aber schon noch genießen.

Als wir kurz vor Weihnachten zurückkamen, ging ich gleich wieder zur Frauenärztin. Da habe ich dann meinen Mutterpaß bekommen und das erste Ultraschallbild. Im Februar sind wir gleich noch mal mit meiner Familie nach Tunesien in Urlaub gefahren. Das war eine schöne Schwangerschaft. Viel Urlaub und wenig Arbeit.

Bei meiner Arbeit im Krankenhaus durfte ich keine Nachtdienste mehr machen, und auf die Suchtstation, wo ich sonst gearbeitet hatte, durfte ich auch nicht mehr, weil es dort Infektionskrankheiten gab. Ich hatte dann Küchendienst, habe den ganzen Tag gegessen und hatte meine Ruhe. Mein Vertrag ist sowieso bald ausgelaufen, und weil ich anschließend noch studieren wollte, war das alles so in Ordnung.

Wir waren darauf gefaßt, daß wir vor der Geburt vielleicht noch umziehen müssen, denn Toralf ist Schauspieler und hat zu dieser Zeit überall in Deutschland an Theatern vorgesprochen. Als sich dann endlich etwas ergab und er kurzfristig ein festes Engagement hätte haben können, waren es bis zur Geburt nur noch vier Wochen. Ich war deshalb total dagegen, daß er jetzt sofort dahin zieht und nicht mehr da ist. Er hat sich zwar noch am selben Tag dagegen entschieden, aber in der darauffolgenden Nacht hatte ich sehr heftige Senkwehen vor lauter Aufregung. Ich ging zu meiner Ärztin, und da war der Muttermund drei Zentimeter geöffnet. Sie hat gesagt, ich dürfe jetzt nur noch liegen. Sie wollte mich sofort ins Krankenhaus schicken, das Kind könne heute noch kommen.

Vom letzten Geld haben wir ein Blitzlicht gekauft, um im Krankenhaus von der Geburt Fotos machen zu können, dann sind wir nach Hause, und ich habe mich in die Badewanne gelegt. Wir haben fest damit gerechnet, daß ich noch in dieser Nacht entbinde. Wir haben im Krankenhaus angerufen, da war ich für alle Fälle auch angemeldet, und haben gefragt, was ich jetzt machen soll. Die haben gesagt, ich soll erst mal abwarten, und wenn sich Wehen einstellen, dann soll ich kommen. Aber da war nichts.

Am gleichen Tag habe ich mit meiner Hebamme gesprochen, die meinte, ich bräuchte nicht zu liegen. »Wenn das Kind kommen will, dann kommt es sowieso, egal, ob im Stehen oder Liegen.« Ich solle alles ganz normal machen. Von da an ging ich wieder jeden Tag im See schwimmen und mit dem Hund zwei Stunden spazieren. Habe rumgefuttert und es mir gutgehen lassen. Drei Wochen passierte gar nichts.

Die Hebamme hatte uns eine Liste gegeben, was wir für die Geburt zu Hause alles vorbereiten sollten. Wir haben in dieser Zeit immer gründlich geputzt und hatten einen vollen Kühlschrank, damit das Wochenbett streßfrei verläuft. Wir haben Kühlakkus besorgt für den Bauch oder die Brust und alte Handtücher und Laken zum Wegschmeißen. Sonst hat die Hebamme alles mitgebracht. Für den Fall, daß wir abbrechen und ins Krankenhaus fahren müßten, stand das Auto immer vollgetankt vor der Tür. Wir hatten auch eine Liste mit Telefonnummern von Feuerwehr, Krankenhaus usw. vorbereitet, die Papiere für die Klinik lagen bereit, und eine Kliniktasche war gepackt.

Wir wollten ursprünglich eine Wassergeburt zu Hause machen. Aber dafür hätten wir extra ein Geburtsbecken ausleihen müssen. Das gab es damals nur in Bayern, und es hätte einen Haufen Geld gekostet. Außerdem war die Statik hier bei uns im Haus dafür nicht geeignet, da hätte ich eine Etage tiefer entbinden müssen. Das war alles zu kompliziert. Meine Hebamme meinte auch, daß das mit den Wassergeburten völlig überbewertet wird und daß es gut sein kann, daß wir da einen riesigen Aufwand treiben, und bei der Geburt will ich dann gar nicht da reinsteigen. So, wie wir es dann gemacht haben und wie alles gelaufen ist, hat mir auch gar nichts gefehlt. Ich brauchte nur meinen Tisch zum Festhalten und meine Beine zum Stehen.

Ich wollte gerne, daß die Geburt auf Video aufgenommen wird. In einem Buch zur Geburtsvorbereitung habe ich die Anregung bekommen, mich auch mit meiner eigenen Geburt auseinanderzusetzen. Ich habe deshalb sehr viel mit meiner Mutter darüber gesprochen und mir dann gedacht, Mensch, wäre das toll, wenn ich das jetzt sehen könnte, wenn ich meinen ersten Schrei hören könnte. Da kam mir die Idee, das machen wir für unser Kind. Das nehmen wir auf, und das kriegt Emil dann zum 18. Geburtstag.

Die Nächte, bevor es wirklich losging, hatte ich schon richtige Wehenübungen. Dadurch, daß ich seit drei Wochen dachte, jetzt kommt's, war das mit der Ungeduld ganz schlimm. Ich bin die ganze Nacht rumgewandert, war super-ungeduldig und habe gedacht, Mensch, heute könnt's aber losgehen. Einerseits hatte ich ein schlechtes Gewissen, daß ich dem Kind nicht die Ruhe lasse, andererseits war ich furchtbar neugierig und wollte das Kind jetzt endlich sehen.

Am 8. Juli, eine Woche vor dem errechneten Termin, war es soweit. An diesem Tag hatte ich keinen Mittagsschlaf gemacht und war total müde, wir haben spät gegessen und lange Fernsehen geguckt. Als wir kurz vor Mitternacht ins Bett gingen, habe ich in das Tagebuch, das ich für Emil vor ein paar Wochen angefangen hatte, reingeschrieben: Heute brauchst du nicht zu kommen. Heute bin ich müde. Heute nacht laß uns mal schlafen. Und genau da kam er. Da habe ich wohl endlich richtig losgelassen, und da hat sich mein Körper selbständig gemacht und gesagt, jetzt guckt sie gerade mal nicht, da fangen wir an.

Nach einer Stunde Schlaf werde ich wieder wach, habe leichte Wehen. Toralf schläft, ich laufe herum. Ich bekomme heftigen Durchfall, und nach einer Stunde kommt mit etwas Blut der Schleimpfropfen. Die Wehen werden ziemlich rhythmisch, ich wecke Toralf. Jetzt wird's ernst. Er kann nicht wach werden, ist ganz benommen.

Wir gehen unsere vorbereitete Checkliste durch. Zuerst Freunde anrufen, die sich angeboten haben, den Hund abzuholen. Natürlich kann heute keiner: »Nö, ich bin gerade unterwegs.« – »Heute habe ich keine Lust zu kommen.« Ich tobe. Morgen brauche ich dich nicht mehr, dann ist es zu spät. Meine Wehen werden gleich noch einen Zacken schärfer. Eine Freundin kommt, bringt ihren Freund mit. Die waren gerade heim Packen und wollten eigentlich morgen verreisen, aber jetzt sind sie da. Der Freund soll den Hund mitnehmen, und sie will dableiben, um das Video zu machen.

Es ist halb zwei, wir rufen Christiane, die Hebamme, an. Wir haben ausgemacht, daß ich sie bei den ersten Anzeichen vorwarne, und wenn die Wehen rhythmisch werden, kommt sie. Ich sage ihr, daß ich den Schleimpfropfen gesehen habe. »Du weißt ja, wir haben ja alles besprochen, beim ersten Kind kann es lange dauern, ruht euch aus, eßt noch mal was. Ich komme dann morgen vormittag vorbei, wenn ihr euch bis dahin nicht gemeldet habt«, beruhigt sie uns.

Ich bin zunehmend genervt. Ich will meine Ruhe haben. Ich will, daß jetzt alle an ihren Platz gehen, daß der Typ mit dem Hund verschwindet und daß jetzt die Hebamme kommt.

In der nächsten Stunde werden die Schmerzen so heftig, daß ich denke, entweder stimmt was nicht, oder es ist schon ganz ernst. Ich will mit Christiane sprechen. Einerseits will ich nicht hysterisch sein und sie nerven, aber andererseits will ich, daß mir jetzt jemand sagt, es tut tatsächlich so weh, das ist alles in Ordnung. Ich kann mir nicht vorstellen, daß andere Frauen mit solchen Schmerzen noch schlafen oder essen. Ich denke, ich bin eine richtige Weichwurst, besonders empfindlich. Das ist doch erst der Anfang, und, o Gott, wie schlimm wird das noch? Ich habe auch Angst. Einerseits Angst, daß das halt so ist und daß ich das bis morgen vormittag aushalten muß, andererseits Angst, daß etwas nicht stimmt. »Ruf die jetzt an, ruf die jetzt an!«

Um drei sprechen wir mit der Hebamme. Sie will wissen, in welchem Abstand die Wehen kommen. Sie kommen so ungefähr alle fünf Minuten, es fühlt sich aber an wie ein durchgängiger Dauerschmerz, der nur manchmal abebbt. Ich bin inzwischen etwas hysterisch, und wir rufen Christiane wieder an. Als sie um halb fünf kommt, ist der Muttermund schon neun Zentimeter offen.

Ich bin total erleichtert. Jetzt weiß ich, warum das so weh tut und was ich die letzten eineinhalb Stunden gemacht habe. Ich bin nicht hysterisch, und ich bin auch kein Weichei. Jetzt bin ich zufrieden, kann mich entspannen und die Schmerzen besser aushalten.

Der Hund ist weg, die Hebamme packt ihr Zeug aus, die Freundin mit der Videokamera sucht sich eine Ecke, und alles kommt zur Ruhe. Es ist Anfang Juli, draußen sind es schon über zwanzig Grad, aber wir haben alle Heizungen an und zusätzlich noch einen Ölradiator. Im Zimmer ist es sehr warm, alle schwitzen. Ich bin nackt, kann nichts an mir ertragen.

Wir löschen das Licht, lassen nur noch die Lichterkette über dem Wickeltisch an. Alles ist ganz still, wir flüstern, das ist fast schon eine meditative Atmosphäre. So wirkt es später jedenfalls auf dem Video.

Aber bei mir im Kopf ist es ganz laut. Ich arbeite an meinen Wehen. Ich bin total in mir. Ich laufe immer hin und her, stütze mich auf den Wickeltisch, greife mir in den Rücken. Die Wehen sind sehr schlimm. Ich will nur noch meine Ruhe haben, mich da reinfallen lassen und nicht abgelenkt werden. Das kann man sich vorher nicht vorstellen, was für Kräfte da in einem wirken. Da kann man nur noch den Kopf abschalten und mit dem Gefühl arbeiten. Ich habe öfter das Gefühl, ich kann nicht mehr, aber jedesmal passiert kurz darauf etwas, und das zeigt mir, jetzt geht's wieder voran.

Meine Hebamme läßt mir die Ruhe, die ich jetzt brauche. Auf dem Video sieht das aus wie auf einer Cocktailparty. Sie steht da mit einem Glas in der Hand, trinkt mal ein bißchen Wasser, guckt mal ein bißchen. Ich weiß, sie ist da, sie beobachtet alles und ist auf dem Sprung. Das ist gut so.

Ab und zu horcht sie mit dem Holzhörrohr, dann untersucht sie mich mal wieder. Ich stehe die ganze Zeit und bin froh, daß sie sich zum Untersuchen unter mich auf den Boden hockt. »Die Fruchtblase kommt jetzt raus«, sagt sie, »die beult sich so wie ein Luftballon raus, willst du mal anfassen, das fühlt sich ganz toll an, das wirst du nie wieder in deinem Leben fühlen.« Ich faß mal kurz hin und fühle so etwas wie eine Japan-Ikea-Lampe, so ein Papierzeug. Dann werden die Schmerzen wieder schlimmer, und ich muß mich ganz darauf konzentrieren. »Bleib mal stehen«, sagt Christiane, »die platzt jetzt gleich«, und legt einen Berg Tücher unter mich. Die Fruchtblase platzt.

Die Schmerzen sind schlimm, aber die körperliche Erschöpfung ist auch schlimm. Ich empfinde es als richtiges Handicap, daß ich so eine »Couch-Kuh« bin. Wäre ich etwas sportlicher, würde das einfacher sein. Dazu kommt noch, daß ich an diesem Abend sowieso schon so erschöpft war.

Ich jammere: »O nein, jetzt kommt schon wieder eine Wehe. Ich halt's nicht mehr aus.« Ich stöhne. Es ist ganz furchtbar, aber ich sage mir, das ist jetzt so, du mußt da durch, es hat keinen Sinn, sich dagegen zu wehren, und am Ende ist dann unser schönes Baby da. Als es gut vorangeht, spüre ich hinten am Steiß eine richtig große Beule. Ich merke genau, wie das Baby sich durchschiebt, und als es eine besonders enge Stelle passiert, kommt aus dem tiefsten Bauch ein regelrechter Urschrei. Ich spüre richtig, wie dieser Laut mithilft, es da durchzuschieben. Das ist toll.

Toralf hat den Auftrag, meine Atmung zu kontrollieren. Er soll aufpassen, daß ich nicht aufhöre zu atmen und das Kind immer gut mit Sauerstoff versorgt ist. Bei der Geburtsvorbereitung hat Christiane gesagt, jeder soll sich einen Atemrhythmus suchen, der ihm gut gefällt. Wer sein Leben lang nicht in den Bauch geatmet hat, der wird das jetzt in ein paar Stunden auch nicht lernen. Das Wichtigste ist das Ausatmen. Die Männer kriegen alle die Aufgabe, die Frauen zu beobachten, ob sie ausatmen, denn wer ausatmet, atmet auch wieder ein.

Auch ich beiße jetzt manchmal die Zähne zusammen und höre auf zu atmen. »Aufmachen, ausatmen, ausatmen«, sagt Toralf. Es tut mir gut, mich in der Hocke an ihn zu hängen, die Arme um seinen Hals. Es ist mir egal, wie lange er das aushält. Dann sitzt er wieder auf dem Bett, ich knie vor ihm, meine Arme auf seinen Oberschenkeln. Das ist, als würde ich aus seinen Muskeln noch einmal Kraft schöpfen. Ein total irres Gefühl.

Die Austreibungsphase habe ich in super Erinnerung. Mir ist zwar die ganze Zeit übel, aber es ist auch die leichteste Phase der Geburt. Ich habe nicht das Gefühl, ich muß pressen Ich stehe die ganze Zeit, Christiane zieht sich Handschuhe an, setzt sich unter mich und guckt. Als es losgeht, kann ich ihre Anweisungen ganz genau befolgen, weil ich weiß: Was sie sagt, das hat Hand und Fuß, und das ist jetzt genau das Richtige. Wir arbeiten ganz toll zusammen. »So, jetzt langsam, jetzt komm auf alle Viere runter«, sagt sie. Sie packt mich mit ihrer Stimme und führt mich da durch. Sie beschreibt genau, was sie sieht und wie weit es schon ist, und sagt, was ich machen soll. Sie achtet sehr darauf, daß ich ihr auch antworte. »Jetzt sehe ich schon die Haare« – ich bin supermotiviert. Sie fragt: »Willst du mal anfassen?« Ich will nicht, ich muß mich konzentrieren. Auf die Übelkeit, auf die Schmerzen, auf diese unheimliche Kraftanstrengung. Ich kann jetzt nicht eine Hand von meiner Stütze wegnehmen und nach hinten greifen. »Paß auf, jetzt gibt's gleich ein ganz schlimmes Brennen, krieg keine Angst.« Da ist das Brennen. »Du brauchst dir keine Sorgen zu machen. Du weißt, wir wollen den Damm heil lassen, und deswegen mußt du jetzt gut mitarbeiten.« Ich sage »Ja«, und dann lotst sie mich da durch: »Schön weiteratmen, ruhig, nicht drücken, nicht pressen. Gut so. – Und jetzt gib mal einen ganz kleinen Schubs, so als ob du drückst auf der Toilette.« Ich drücke einmal ganz kurz. »Gut, das reicht. Der Kopf ist da.«

Wehenpause. Auf dem Video kann man sehen, sie hat den Kopf regelrecht zurückgehalten, und dann kommt er raus, als bekäme er ganz langsam einen Rollkragen übergezogen. Emils Kopf ist geboren. Er spuckt Fruchtwasser, hat die Augen schon auf, und ich frage, ob er blond ist. Die Wehenpause dauert lange zwei Minuten. Für den ganzen Rest brauchen wir noch zwei Wehen. Diese Zeit würden wir im Kreißsaal vielleicht nie bekommen. Da würden die mich schneiden und ihn rauszerren. Meine Hebamme bleibt ganz ruhig. Die Stimmung ist schon etwas ausgelassen.

Dann liegt Emil da. Ich drehe mich um, bin auf einen Schlag ganz fit. »Oh, guck mal, Toralf, ist der nicht süß, haben wir den nicht gut hingekriegt?« Wir packen ihn in vorgewärmte Tücher, knien alle drumherum und gucken ihn uns erst mal richtig an. Es ist sechs Uhr.

Gleich danach frage ich Christiane: »Und, wie fandest du mich?« – »Na, gut, ich freue mich schon auf dein nächstes Kind.« – »Das nächste adoptiere ich. Das sage ich dir«, ist meine Antwort. Es war für mich eine Zeitlang ein schlimmer Konflikt, daß ich noch ein Kind haben wollte, aber nicht wußte, ob ich das noch einmal aushalten will.

Wir ziehen um aufs Bett, ich bin mit Emil noch über die Nabelschnur verbunden. Er schreit, und Christiane legt ihn mir auf den Bauch. Toralf schneidet die Nabelschnur durch. Emil hört nicht auf zu meckern, ich glaube, er hat schon Hunger, und ich lege ihn an. Eine halbe Stunde versuchen wir, Emil beizubringen, wie er an die Brust muß, aber er versteht es nur langsam. Dann trinkt er endlich genüßlich.

Nach dieser hammermäßigen Geburt ist jetzt alles nur noch schön, hoffe ich. Aber da geht es noch mal richtig ab. Als Emil endlich trinkt, bekomme ich so schlimme Nachwehen wie andere Frauen erst nach dem dritten Kind. Ich kann mich gar nicht richtig auf das Stillen konzentrieren und will erst mal kurz meine Ruhe haben.

Als ich auf die Toilette gehe, löst sich die Plazenta. Christiane untersucht sie gründlich, und dann müssen wir sie aufheben, damit man, falls es zu Komplikationen kommt, beweisen kann, daß sie vollständig herausgekommen ist. Also kommt sie erst mal ins Gefrierfach, und später nehmen wir sie mit an die Ostsee und vergraben sie dort irgendwo.

Nachdem die Plazenta raus ist, baut Christiane auf dem Bett mit zwei Stühlen für mich Beinhalter und näht zwei kleine Schürfwunden. Emil geht es gut bei Papa auf dem Bauch, und ich kann mal etwas für mich sein. Wir Frauen sind total aufgedreht, machen Faxen, und es wird richtig lustig. Vom Nähen spüre ich nichts.

Dann ist Emil an der Reihe. Er wird gewogen, gemessen, Christiane versorgt den Nabel und untersucht ihn. Sie sagt mir noch ein paar Sachen, auf die ich achten soll, dann geht sie. Emil schläft. Wir ziehen die Vorhänge auf und öffnen alle Fenster. Ich setze mich mit meiner Freundin zum Frühstücken auf den Balkon, und dann rufe ich alle Leute an.

Die erste Zeit nach der Geburt wurde noch ziemlich hart. Zuerst wollte ich mir das gar nicht eingestehen, denn es mußte jetzt einfach alles schön sein – war es aber nicht. Jedesmal passierte beim

Stillen etwas ganz Seltsames, von dem ich bisher auch noch nie gehört hatte: Immer wenn das Kind an die Brust kam, reagierte mein Körper wie in Todesangst, und ich bekam furchtbaren Durst, vermutlich verursacht durch Adrenalin. Das war wie so ein Fluchtimpuls, mein Körper hat jedesmal nein gesagt. Dazu kam am Anfang, beim Ansaugen, jedesmal das Gefühl einer absoluten Depression: Ich fiel in ein ganz tiefes Loch, alles erschien mir absolut sinnlos. Die Milch lief wunderbar, ich habe mein Kind von Anfang an geliebt, wollte es immer am Körper haben, und ich war todunglücklich, daß mein Körper so verrückt auf das Stillen reagierte.

Dazu war ich total übermüdet. Durch die enorme Anstrengung bei der Geburt konnte ich drei Tage nicht schlafen. Ich war so aufgeregt, so aufgepeitscht und wollte mit allen gleichzeitig darüber reden. Ich konnte mich noch gar nicht auf das einlassen, was jetzt eigentlich meine Aufgabe war, nämlich auf das Kind, auf das Stillen, Schlafen, mich ausruhen, mich erholen. Es war mir nicht klar, wie wichtig das gewesen wäre. Dafür war ich völlig fertig.

Es hat eine Woche gedauert, bis ich wieder richtig schlafen konnte und mich etwas entspannt habe. Ich hatte auch ganz schlimme Rückenschmerzen, weil ich mich durch diese innere Abwehr beim Stillen immer verkrampfte und eine völlig falsche Haltung hatte. Zwischendurch ging es mir aber gut, und ich habe mich sehr gefreut. Ich bin froh, daß ich da noch rechtzeitig die Kurve gekriegt habe und mich da reinfallen lassen konnte. Aber es hätte auch anders kommen können.

Ich hatte in den ersten Wochen mit dem Kind auch ambivalente Gefühle, aber die kamen meistens gar nicht wirklich von mir, sondern wurden mir von anderen suggeriert. Häufig von Müttern, die unglücklich waren, weil sie sich das mit einem Kind anders vorgestellt hatten und jetzt enttäuscht waren.

Zum Beispiel, wenn ich mir in der Bibliothek Bücher ausgeliehen habe, als ich schwanger war, hieß es dann: »Ja, ja, lesen Sie jetzt noch mal schön, später kommen Sie nicht mehr dazu.« Ich habe beim Stillen gerne gelesen, und das ging auch ganz gut. Aber die Anfangszeit, wenn man von ganz frei zu ganz gebunden wechselt, ist natürlich für jeden schwer, egal, ob das Kind geplant war oder nicht. Und wenn man dann die ganzen Sprüche im Hinterkopf hat, dann ist das nicht gerade erleichternd.

Ich sage werdenden Müttern: Irgendwann in den ersten Wochen kommst du an den Punkt, wo du denkst, du hast Fußketten und Handschellen, und das bleibt jetzt immer so. Dann kommen auch so Momente der Panik, wo du denkst, es ist nichts mehr wie vorher, und du wirst nie wieder frei sein. Es ist auch nie wieder wie vorher. Es ist anders, aber es ist auch schöner als vorher. Man darf vor lauter Fluchtgedanken nicht vergessen, diese schöne Zeit zu genießen. Auf einmal ist sie vorbei, die Kinder sind selbständig, und dann fragt man sich, wie war das eigentlich? Mußte ich da unbedingt an diesem Sportwettkampf teilnehmen und schon abstillen?

Toralf war die ganze Schwangerschaft und das erste Jahr zu Hause. Wir waren zwar immer pleite, aber trotzdem war's toll.

Wenn eine Familie sich darauf einstellt, daß das Kind jetzt das Ereignis ist, dann hat es auch einen anderen Stellenwert, als wenn eine Frau sagt: »Na ja, am Anfang wollte ich es gar nicht, jetzt freue ich mich auf mein Kind, aber dann muß ich auch zusehen, daß ich mit meinem Studium schnell fertig werde.« Für mich war es so: Ich habe zuerst gearbeitet, jetzt kriege ich meine Kinder, und danach mach' ich wieder etwas für mich und studiere. Ich hatte jetzt nichts anderes vor als genau das, was ich tue. Und deshalb bin ich auch zutiefst zufrieden mit meinem Leben.

Das Kind ist uns wichtig, aber wir sehen auch zu, daß wir nicht zu kurz kommen. Mit sechs Monaten haben wir Emil aus unserem Bett ausquartiert, jetzt schläft er im Kinderzimmer im eigenen Bett. Ich habe mit ihm Schlaftraining gemacht, so hat er gelernt, alleine einzuschlafen und durchzuschlafen. Seitdem er ein Jahr ist, geht er in eine Kita. Wenn die Eingewöhnung geschafft ist, soll er dort jeden Tag vier Stunden bleiben. Wir finden es wichtig, daß er mit anderen Kindern zusammen ist.

Weil mit Emil alles so schön war, habe ich zuerst nur so für mich über ein zweites Kind nachgedacht, dann habe ich auch darüber gesprochen, und nach und nach wurde es immer konkreter. Wir haben mal verhütet, mal nicht, und ich habe gehofft, daß ich bald wieder schwanger bin. Als Emil neun Monate alt war, hat es geklappt, und ich habe mich wieder so gefreut. Es ist ein Mädchen. Ich habe mir so ein Mädchen gewünscht. Ich bin rundum zufrieden.

Vor der Geburt habe ich diesmal mehr Angst, denn meine Illusionen sind jetzt futsch, aber andererseits weiß ich, daß ich es schaffen kann, denn ich weiß, wie es geht, und ich vertraue wieder auf Christiane und mein ruhiges Zuhause.

Weil Toralf jetzt eine Umschulung macht und tagsüber nicht mehr zu Hause ist, wird meine Mutter für eine Woche kommen und uns helfen. Das ist auch gut für Emil, denn sie macht alles genau so, wie ich es haben will. Auf die Zeit nach der Geburt freue ich mich diesmal enorm, weil ich ganz genau weiß, daß ich mir dieses Mal mehr Ruhe gönnen werde als bei Emil. Und ich freue mich auch ganz besonders auf die neue Familiensituation zu viert. Darauf, wie Emil auf seine Schwester reagieren wird.

Diese erste Zeit mit einem Kind geht so schnell vorbei, das ist dann einfach weg und kommt nie mehr wieder. Das will ich noch mal richtig in Ruhe genießen.

NACHTRAG

Am 12.12.2000 wurde meine Tochter Lila geboren. Die Entbindung fand wieder zu Hause mit Christiane statt und war unkompliziert. Zu meiner großen Freude konnte meine Mutter dabeisein.